一番効果的なオリゴ糖と食材を使って1週間で変わる

腸内フローラ整えレシピ

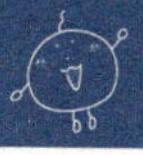

成田りえ子

二見書房

はじめに

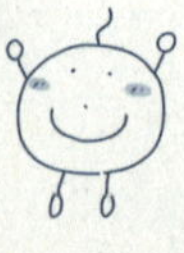

はじめまして。私は便秘で悩む方々の力になりたいと思う一心で、便秘解消法について2011年からブログで活動してきました。

私が便秘解消法を見つけるきっかけとなったのは農業でした。

結婚を機に夫と二人で無農薬のブルーベリー栽培を始めたのですが、すべて手探り状態。研究熱心な夫と土壌学や土壌微生物学を学び、土壌分析を行い、そのうち発酵肥料も自分たちで作るようになりました。

ぶどう畑や梅畑などのベテラン生産者さんたち、有機肥料の達人など、いろいろな人たちと情報交換するなかで、その力に驚き、とてつもない魅力を感じたのが、土壌における乳酸菌発酵と酵母（善玉菌）だったのです。

そんな私は30代後半、2人目の出産後から体形が戻らず体調不良が目立ちはじめ、便秘（それが故の切れ痔）、ぽっこりお腹、太りやすさ、肌荒れなどに悩みはじめました。なんとかしなければと、運動しても続かない。風邪をひきやすくなり、気分は滅入る一方でした。

食事量の制限、糖質制限もしてみましたが、普段の生活の中で続けるの

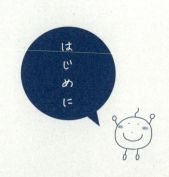

はやっぱり難しい……。便秘だけでもどうにかしたいと思い病院にも行きましたが、処方された下剤に違和感を覚えました。

「便秘には食物繊維が効く」と言われているので取り入れてみたところ、悪化する一方。

そこで気付いたのが、自分の腸内環境が、田んぼの環境と似ている？　ということです。

食物繊維は「あくまで善玉菌優勢となっている状態」で摂取しなければ、田んぼと同じく硫化水素を発生させ、腸を弱めていくのでは!?

私と同じように、オリゴ糖や乳酸菌サプリを摂取しても善玉菌を増やせず、便秘に悩んでいる人がたくさんいるのではないでしょうか。

腸内環境を健康にする鍵はここにあるのではないか？　という考えから私が実際に取り組み、効果を実感した「1週間プログラム」を本書では紹介します。ぜひ読んでみてください。

もくじ

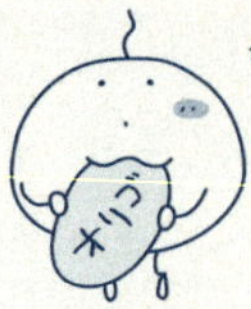

本書に掲載している情報は2016年4月末現在のものです。

また、本書の内容は個人の体験談、感想に基づいたもので、効果・効能を保証するものではありません。

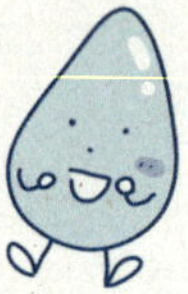

もくじ

第1章

あなたの腸内フローラは健康ですか？

自分の腸内環境が健康かどうかの見分け方

腸内フローラに注目してみましょう。

私たちの腸内には、多種多様の約５００種・約１００兆個もの菌が、花畑のように群れを作って棲息《せいそく》しており、その様子が「フローラ（ｆｌｏｒａ）＝花畑」のようなので、腸内フローラと呼ばれています。腸内フローラは大きく分けると善玉菌・悪玉菌・日和見菌《ひよりみきん》の３種類で構成されています。

腸内を、「善玉菌が悪玉菌より多い状態」に保つことによって、病気になりにくく、美肌を保つことができ、うつ気質やアレルギーも改善できるとされています。

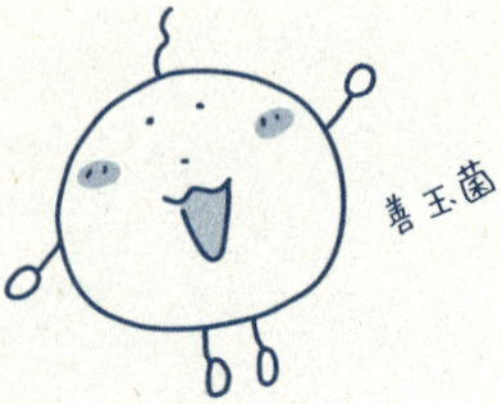

人間に有益に働き、
健康をもたらす

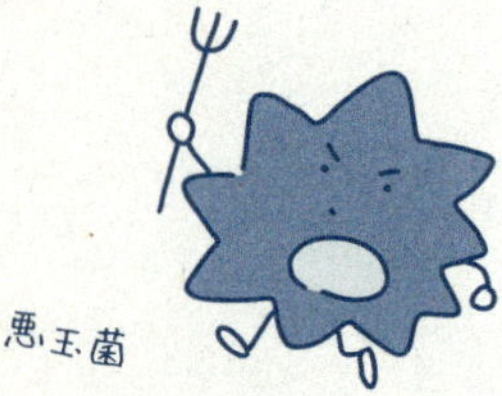

腸に悪影響を及ぼす

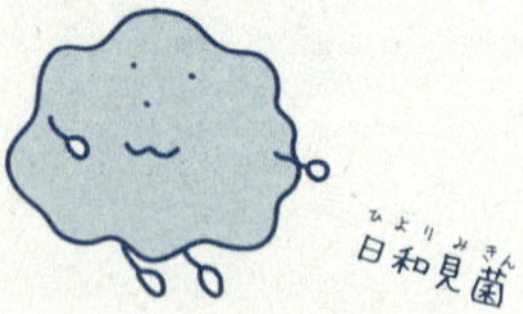

善玉菌か悪玉菌、多いほうと
同じように働く

自分の腸内が、善玉菌より悪玉菌が優勢になっていると、左のような状態になります。

一番わかりやすいのは「便の状態」「オナラの匂い」です。

□何を食べても便色が黒っぽく便器にベタベタへばりつく
□便やオナラがヘドロ臭・ドブ臭
□食物繊維を摂るとガスが溜まりお腹が張って苦しい
□便秘が3日以上続いて長い
□腸が空っぽなのになんとなく残便感がある
□便秘と下痢をくりかえす
□下剤を乱用、多用している
□抗生物質を5日以上服用した

一本のバナナのような便が毎日出ることが、「腸内フローラが健康であることのしるし」とされています。

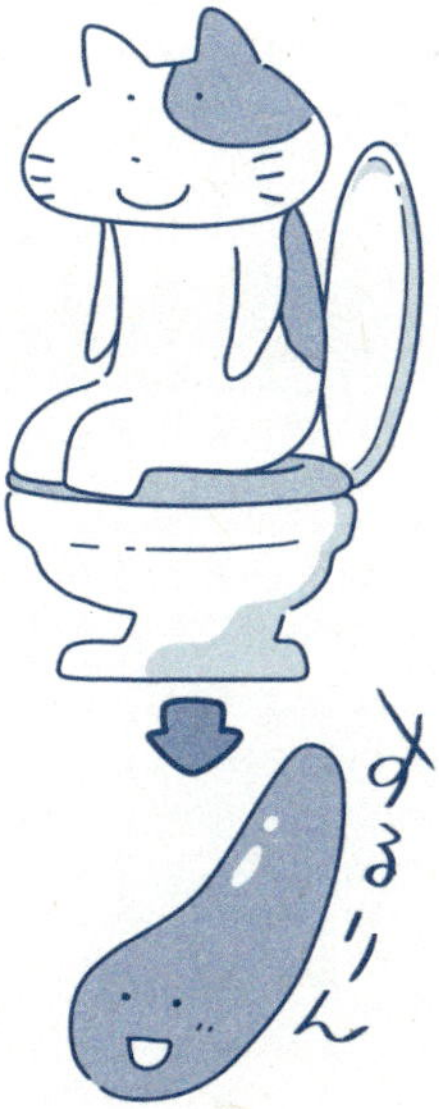

腸内環境を健康にする方法を教えます。

3日以上の便秘、オナラが多量に出て臭い、便が黒っぽくて臭い……。

それは、腸内の悪玉菌が多い証拠。

悪玉菌が多いと腸内に有害物質や発がん性物質が増えるとされています。

では、どうやって改善したらいいのでしょうか?

善玉菌をグングン増やし、腸内環境改善にとてつもなく効果がある食べ物は、決して特別なものではありません。

それは私たちが普段から口にしている炭水化物などの糖質です。

この糖質で、私は長年悩んでいた便秘を解消できました。

善玉菌が糖質をエサにしてエネルギーを得る過程で生産される「有機酸(短鎖脂肪酸)」によって、悪玉菌を抑制できるのです。

ヨーグルトや食物繊維を食べたり、乳酸菌飲料を飲んだりするより、「一番確実に善玉菌のエサになる糖質」を食べるほうが腸内の善玉菌を増やす効果があります。

便は大腸の結腸が収縮作用を行うことで排出されますが、それも「有機酸」がなければ行われません。

というのも腸内で便が停滞したり、悪玉菌によって硫化《りゅうか》水素が増え、大腸が有害物質で汚染されると、正常に蠕動《ぜんどう》運動をしなくなります。さらに有害物質で汚染されると、腸がむくんだり弛緩したりし、ガスが発生しても体の外へ排出できずお腹が張って苦しくなります。

この有害物質を無害化するのも「有機酸」です。善玉菌がいつまでも有機酸を作り出さないでいると、大腸はどんどん弱っていくのです。

この本では、「私が見つけた善玉菌を増やす方法」を紹介します。

1週間であなたの腸を変えましょう！

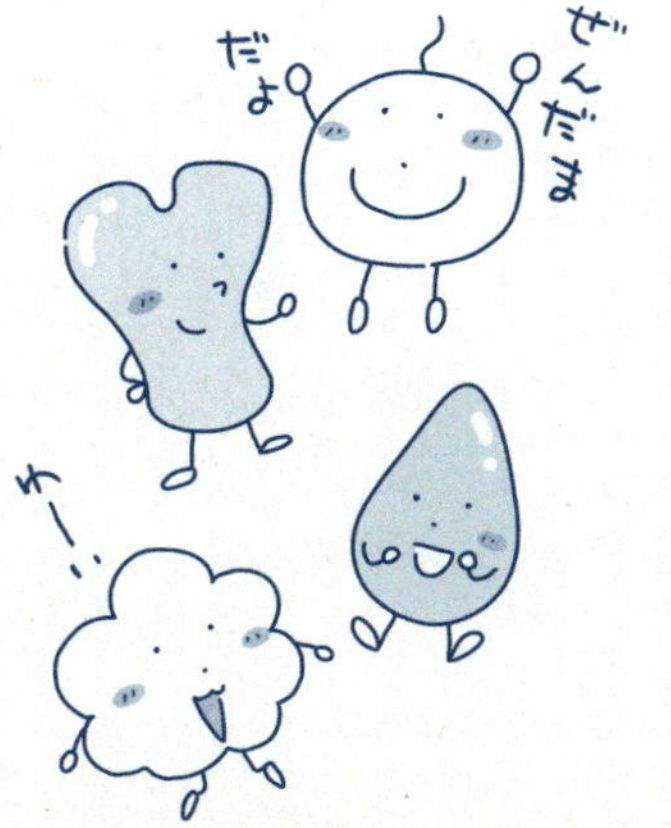

「善玉菌のエサ」になりやすいのはオリゴ糖

腸内の悪玉菌をやっつけるためには、「善玉菌（乳酸菌やビフィズス菌など）を食べることや増やすこと」ではなく、「いかに善玉菌にエサを与えて有機酸を生成させ、悪玉菌の棲《す》みにくい環境を作りあげるか？」が大事です。

善玉菌のエサとなる糖質は、すべての食べ物に含まれています。

とりわけ多く含まれるのが食物繊維の多い野菜です。

ところが、野菜に含まれる糖質は分子量が大きいので、分解が苦手な善玉菌はなかなか有機酸を作り出すことができません。

すると、便秘の人の多くは腸内環境が悪玉菌優勢なので、善玉菌がすばやく分解できない糖質を、悪玉菌が横取りしてエサにしてしまいます。

では善玉菌がすばやくエサにして有機酸を作り出すことができるものはなにかと言うと、「分子量の小さい糖質」です。

そのなかでも善玉菌が最も早く有機酸を作り出すことができる低分子の糖質は、

「ブドウ糖」です。

でも、このブドウ糖……。大腸まで届かないのです！

大腸まで届く糖類のうち最も分子量の小さい糖質こそが、いま話題のオリゴ糖なのです！

しかし、オリゴ糖は左記のように、種類がたくさんあって、それぞれ性質が異なります。

●多種類の善玉菌を増やすことはできないけれど悪玉菌のエサになりにくい

●悪玉菌に利用されやすいけれど多種類の善玉菌を活性化できる

●腸内の酵素によってさらに低分子の糖に分解され、著しく善玉菌を増やす

そして腸内の善玉菌も多種多様なので、それぞれが持っているオリゴ糖を分解する酵素も様々。

つまり、より確実に善玉菌にエサを与えて有機酸を生成させるには、多種類のオリゴ糖を食べることが大事なのです。

「複数のオリゴ糖」と「果物」を食べましょう

これから紹介する「1週間で腸内フローラを整えるプログラム」の目標は、複数種のオリゴ糖ですばやく善玉菌を増やした後、できるだけ長く善玉菌を生かすことです。

悪玉菌が増える原因を取り除く

↓

すばやく善玉菌を増殖させるための糖質（複数種のオリゴ糖）と、増殖させた善玉菌を長く腸の中で生かすための多糖類（水溶性食物繊維）を食べる

↓

悪玉菌を抑制する有機酸を生成させ、腸内に健康な生態系を作り上げる

●**オリゴ糖**　左の3つなどを含んでいるものを選んでください。

・**ラクトース（乳糖）**
・**ラクチュロース（ミルクオリゴ糖）**
・**ラフィノース**

シロップ状のオリゴ糖には、水や砂糖、食品添加物が含まれているものが多いようです。純度が高く100％に近い粉末状のものを選んでください。

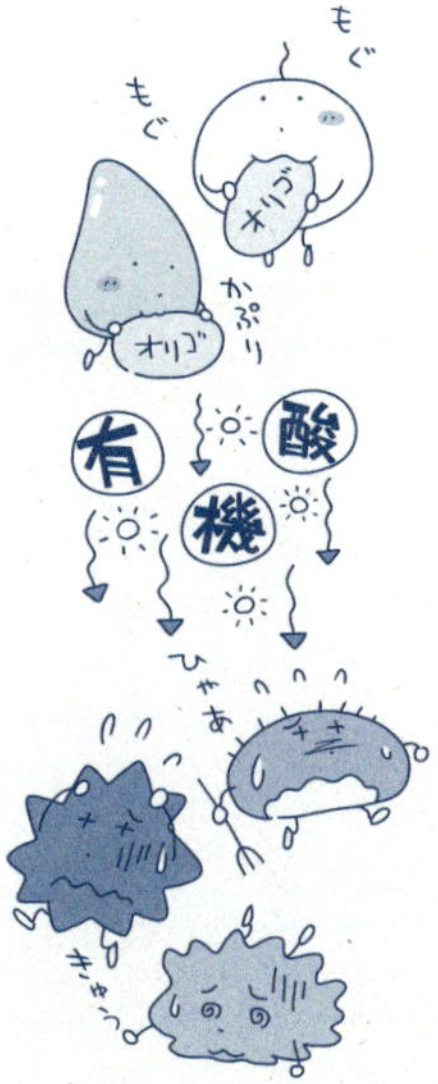

●水溶性食物繊維　果物がおすすめです。野菜は使わないようにしましょう。野菜に含まれる繊維質は分子が大きく消化器に負担をかけるので、腸を休めることができません。そのまま未消化で腸に届くと悪玉菌のエサになります。

一方、バナナやりんごなどの果物は、それ自体に消化酵素を持っているため、消化器にほとんど負荷をかけない優れものです。しかも、善玉菌を増殖させる糖質も豊富に含んでいます。

1週間で腸内フローラを整えるジュース

「1週間で腸内フローラを整えるプログラム」では最初の3日間で、善玉菌にエサを与え、有機酸が長時間生成される状況を作ります。その基本となるのが「ファスティングジュース」です。

高価で特別な酵素ジュースなどを買う必要はありません。

簡単に手作りできますし、買うよりも自分で作るほうが成分が明らか。一番必要なものを確実に取り入れた理想的なジュースを作ることができます。

recipe

ファスティングジュース

左記の材料をミキサーで混ぜ合わせてください。ミキサーがない場合は、おろし金ですりおろしてもかまいません。全部で300㎖～400㎖になるよう、水を足しましょう。

- バナナ　1／2本
- りんご　1／2個
- オリゴ糖　小さじ1
- にがり　大さじ1
- エキストラバージンオリーブオイル　大さじ1（熱処理してないもの）
- 水　適宜

バナナやリンゴ以外の果物や、トマトやキュウリなど（果実内に種がある野菜）を使ってもOK。その他のおすすめの材料例は18ページを参照してください。

オリゴ糖のおすすめはラクトース（乳糖）、ラクチュロース（ミルクオリゴ糖）、ラフィノースなどのオリゴ糖を含む「カイテキオリゴ」（詳細は80ページ参照）です。

にがりは薬局やスーパーで購入できます。にがりのマグネシウムが腸の神経細胞を回復させたり、便をやわらかくしたり、消化を助けたりします。

オリーブオイルは、中に含まれるオレイン酸が大腸に届き、潤滑油の役割を果たす効果が期待できます。

ポイントは複数種類の果物や果菜を用い、摂取する糖質の種類を増やすことです。

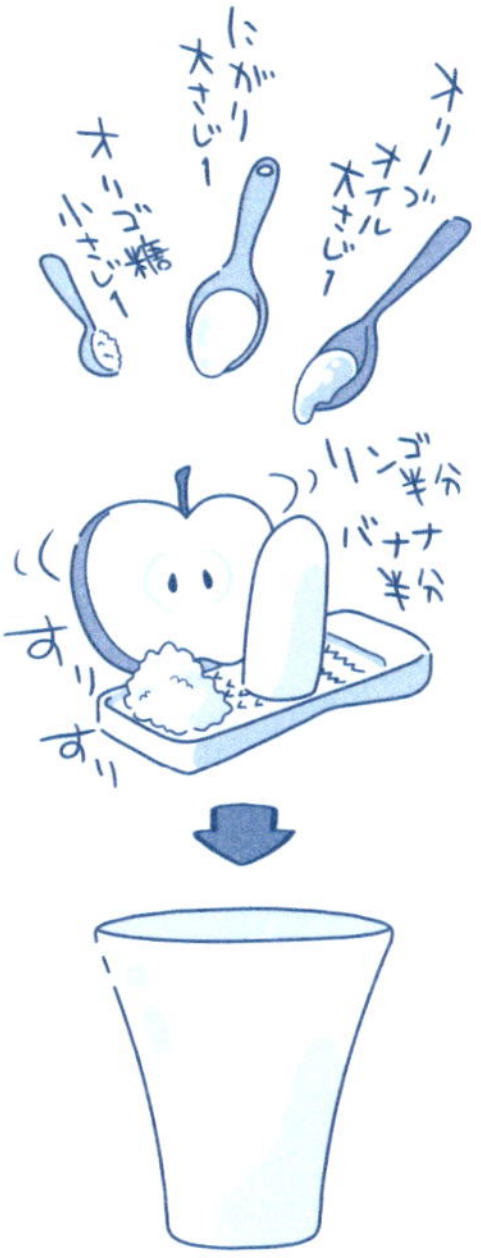
オリーブオイル大さじ1
にがり大さじ1
オリゴ糖小さじ1
リンゴ半分
バナナ半分
すりすり

ファスティングジュースのおすすめ材料

「1週間で腸内フローラを整えるプログラム」の基本は、朝・昼・晩のファスティングジュース。果物とオリゴ糖とオリーブオイルとにがりと水を混ぜ合わせた300mlのジュースです（作り方は16ページ）。果物は1種類ではなく、2種類以上使って、多様な糖質を摂取できるようにするのがポイント。いろんな果物の組み合わせを楽しんで1週間を乗り越えましょう！

以下におすすめの組み合わせを10個紹介します（すべて皮と種を取ってください）。

❶アボカド1個 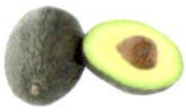 ＋ バナナ1本 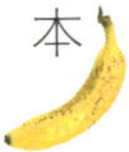 ＋ 黒ごま少々 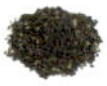

❷りんご1／2個 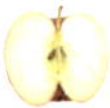 ＋ ニンジン1本 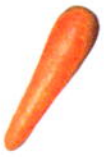

❸梨1個 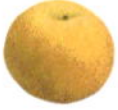 ＋ ぶどう（皮と種は取る）10粒 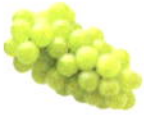

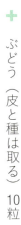

④パイナップル100g

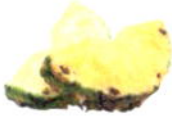

＋

グレープフルーツ（皮と種は取る）1個

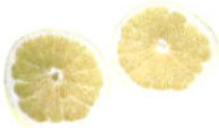

⑤メロン1／4個

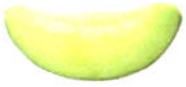

＋

ニンジン1本

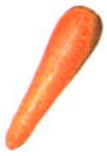

⑥キウイ1個

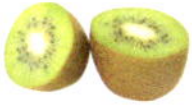

＋

キュウリ（皮はむく）1本

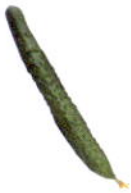

⑦柿1個

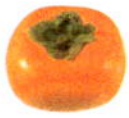

＋

みかん1個

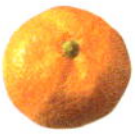

⑧イチゴ7個

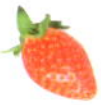

＋

みかん1個

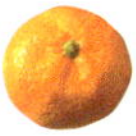

⑨スイカ130g

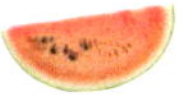

＋

桃1個

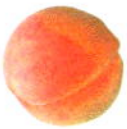

⑩トマト1個

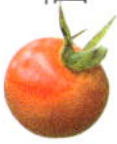

＋

オレンジ1個

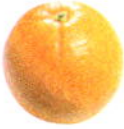

＋

マンゴー半分

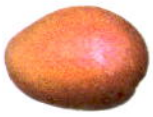

腸内フローラを整えるために、
基本的に1週間のメインの食事は「ジュース」となります。
私が実践している詳細は34ページから。

ジュースだけだと
つらいので、
つまみぐいレシピも
教えますよ

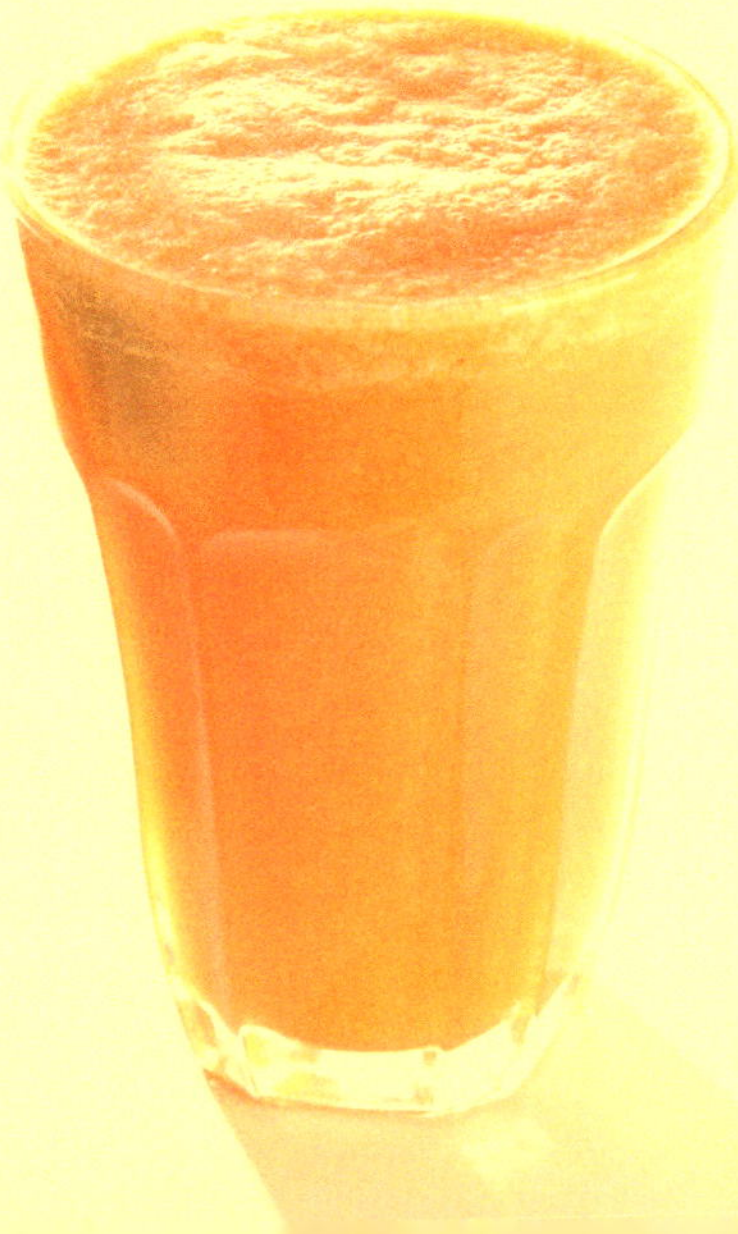

腸内フローラを健康に保つ普段食も教えます。

1週間とにかく「ジュース」を飲み続けたら、あなたの腸内は善玉菌が優勢になっているはずです。便やオナラの匂い、便秘症状が変わらない場合は、一ケ月後に再度、「1週間で腸内フローラを整えるプログラム」をくりかえしてください。

本書では第2段階のプログラムとして、この善玉菌が優勢になった腸内環境を保つための、おすすめ普段食メニューも紹介します。

レシピは61ページからを参照してください。

普段食の大事なポイント

□オリゴ糖を食べよう
□消化しやすいものを食べよう（果物、果菜）※皮は食べないこと
□肉を食べ過ぎない（たまには食べる）
□お腹いっぱい食べ過ぎない（ごはんは茶碗半分。糖質を食べないと逆に太りやすくなります）
□水溶性食物繊維を多く含むものを食べよう（果物、麦、納豆、メカブ、コンニャク）

月曜日

腸内フローラを健康に保つ普段メニュー例

↓

レシピは64ページへ

〈朝食〉

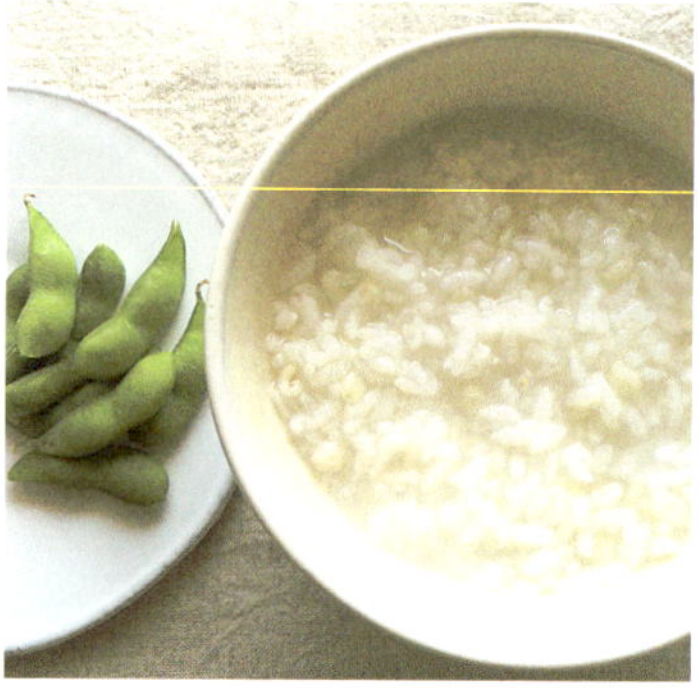

お粥　山盛り1杯

茹で枝豆　10個

枝豆は
水溶性食物繊維
たっぷり

〈昼食〉

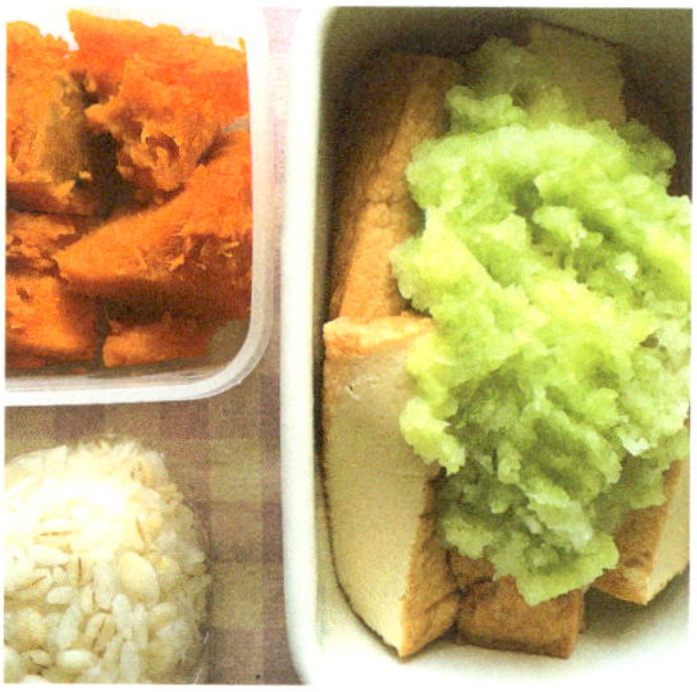

厚揚げ弁当

厚揚げとキュウリのみぞれポン酢

カボチャの煮物

ごはん　茶碗半分

〈夕食〉

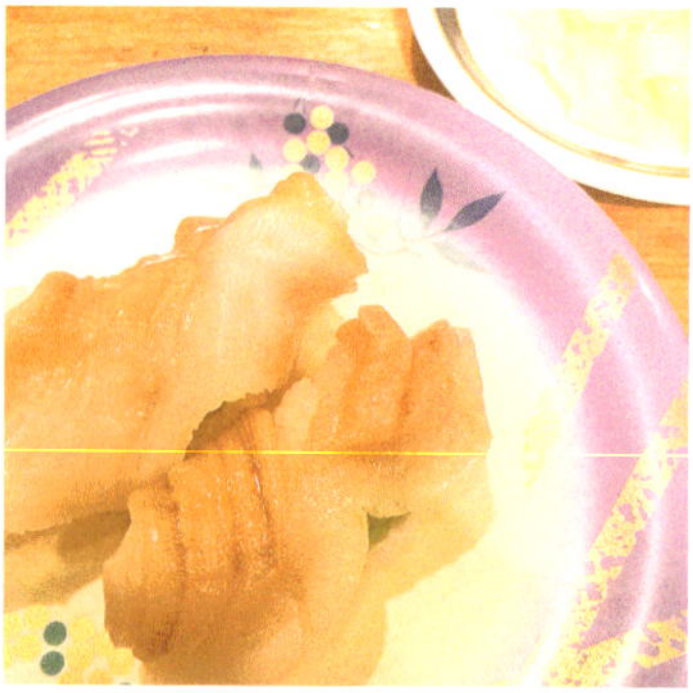

寿司

好きなものを10貫ほど

赤だし

ガリ

お湯もしくはお茶

食べ方に
コツあり

火曜日

腸内フローラを健康に保つ普段メニュー例

↓

レシピは66ページへ

〈朝食〉

麦とろろごはん　茶碗1杯

味噌キュウリ

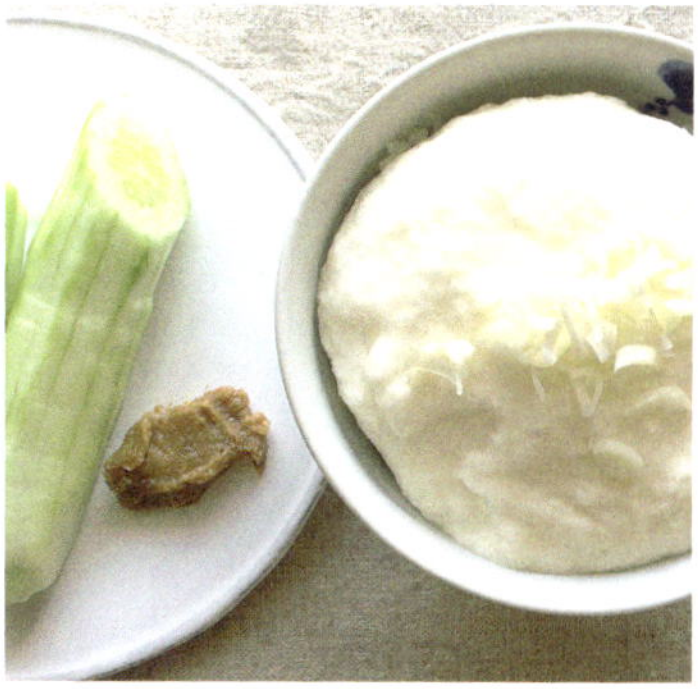

〈昼食〉

ハンバーグ弁当

りんごハンバーグ

マッシュ風ポテト

ごはん茶碗半分

りんごは
消化バツグン

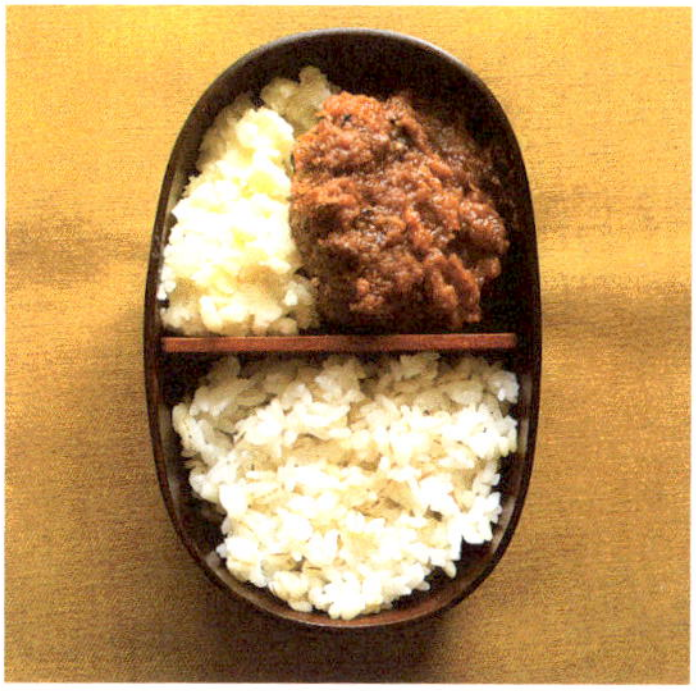

〈夕食〉

ささみ蒸し

たっぷりネギのせ

もやしのきのこホイル焼き

塩昆布キュウリ

ごはん　茶碗1杯

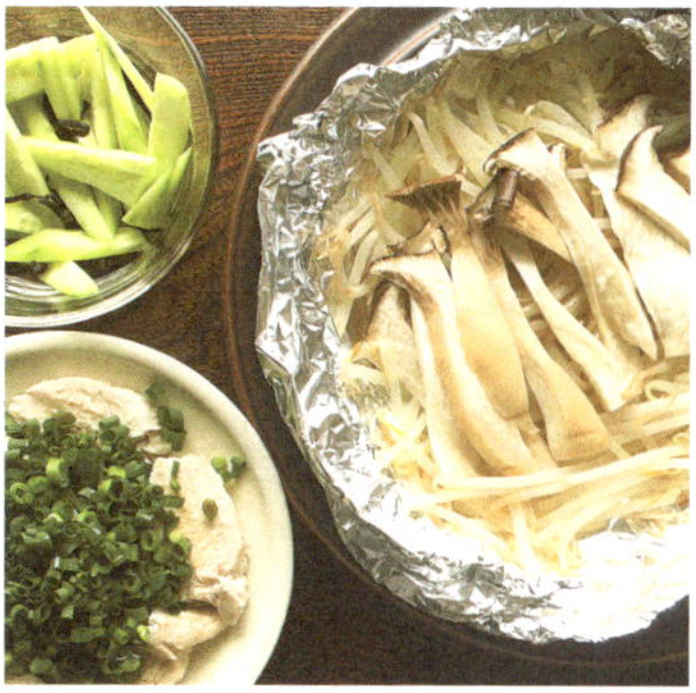

水曜日

腸内フローラを健康に保つ普段メニュー例

↓ レシピは68ページへ

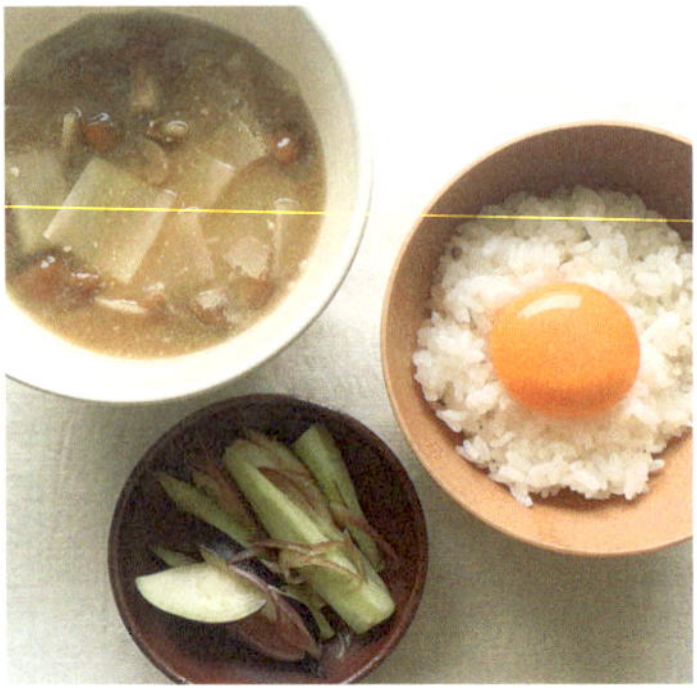

〈朝食〉

卵かけごはん　茶碗半分

かんぴょうとなめこの味噌汁

キュウリとナスとミョウガの浅漬け

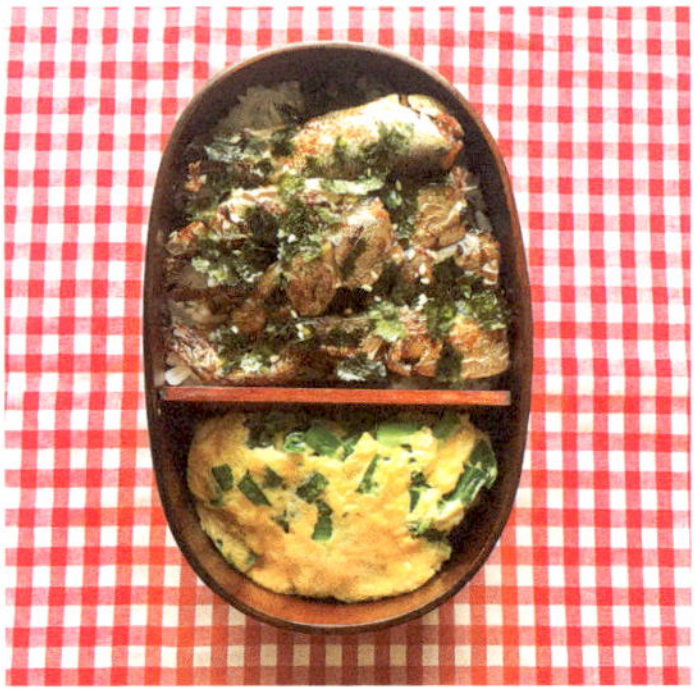

〈昼食〉

サーディン丼弁当

サーディン丼

ふわとろニラ玉

缶詰で超簡単

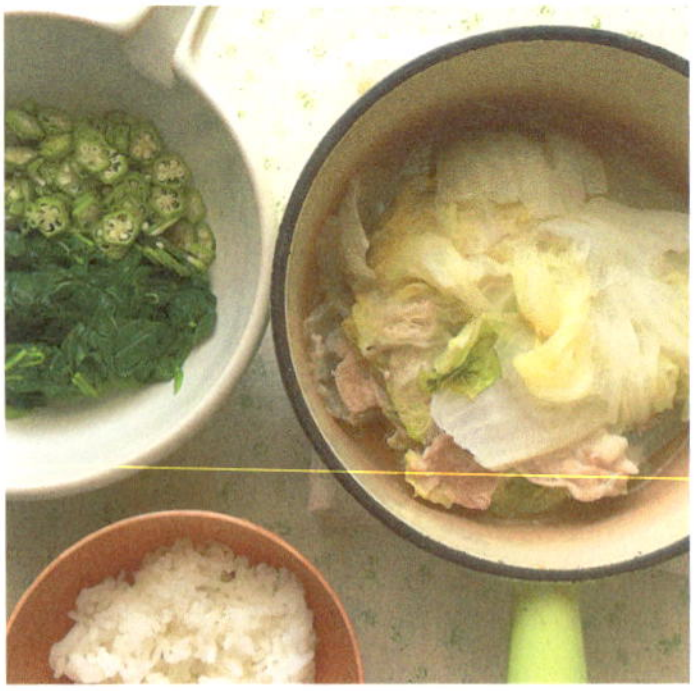

〈夕食〉

オクラとモロヘイヤのネバネバサラダ

豚肉と白菜の重ね蒸し

ごはん　茶碗半分

木曜日

腸内フローラを健康に保つ普段メニュー例

↓
レシピは70ページへ

〈朝食〉

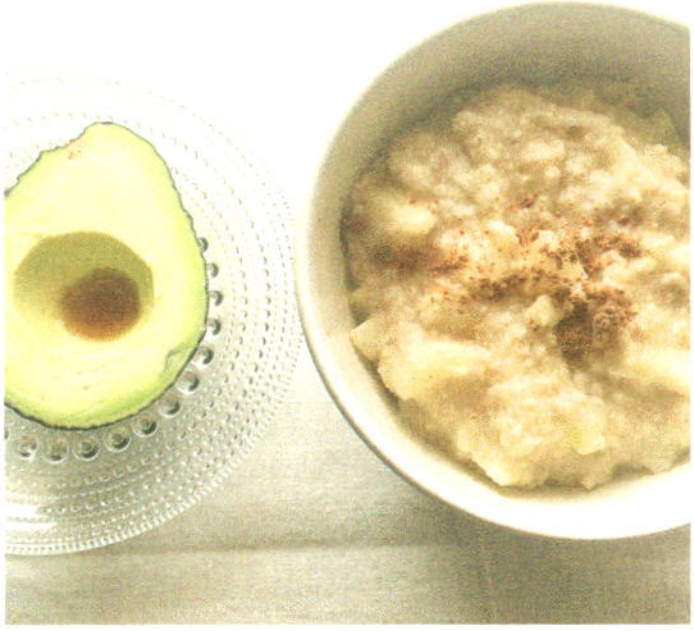

りんごオートミール
アボカド

〈昼食〉

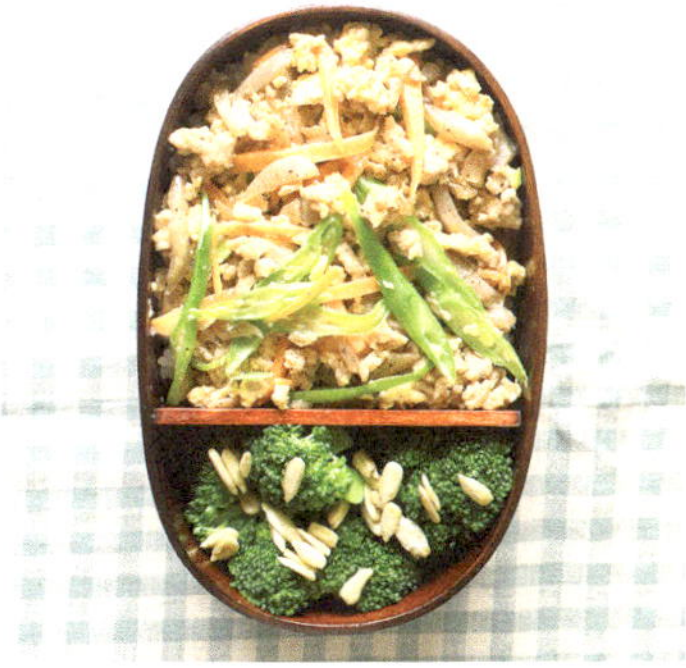

そぼろ丼弁当

そぼろ丼
ブロッコリーとひまわりの種のカレー風味サラダ

ブロッコリーとひまわりの種は消化バツグン

〈夕食〉

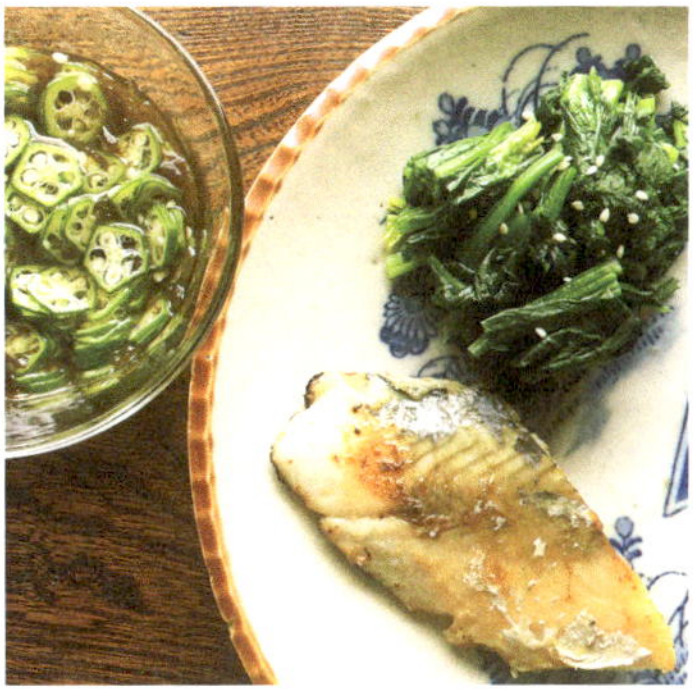

鰆《さわら》の西京焼
ほうれん草と春菊のおひたし
もずくとオクラのポン酢和え
ごはん　茶碗半分

金曜日

腸内フローラを健康に保つ普段メニュー例

↓
レシピは72ページへ

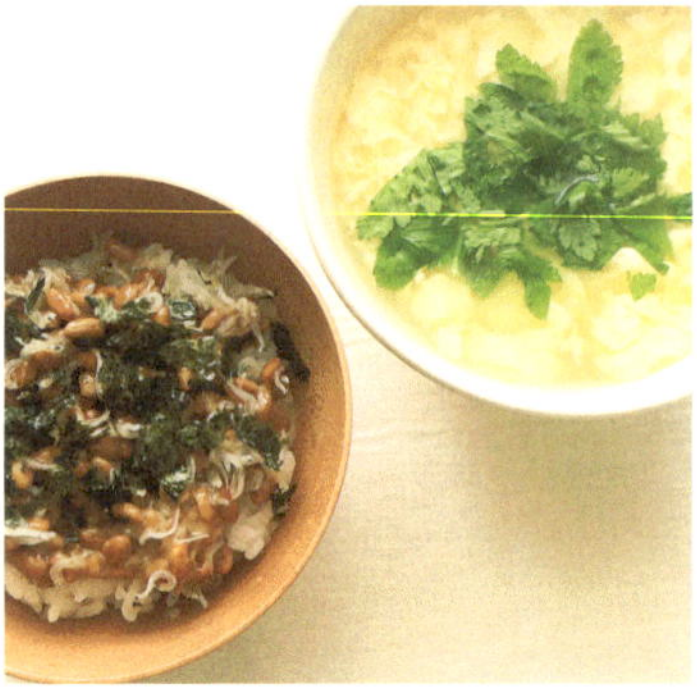

〈朝食〉

納豆じゃこ

ごはん　茶碗半分

たまごスープ

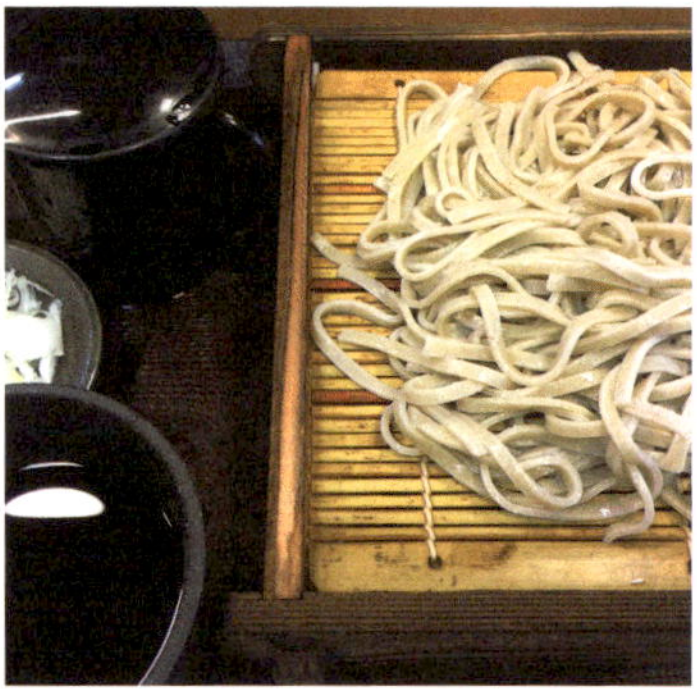

〈昼食〉

ざる蕎麦、
もしくはざるうどん

温かいお茶

蕎麦は
五割〜十割で

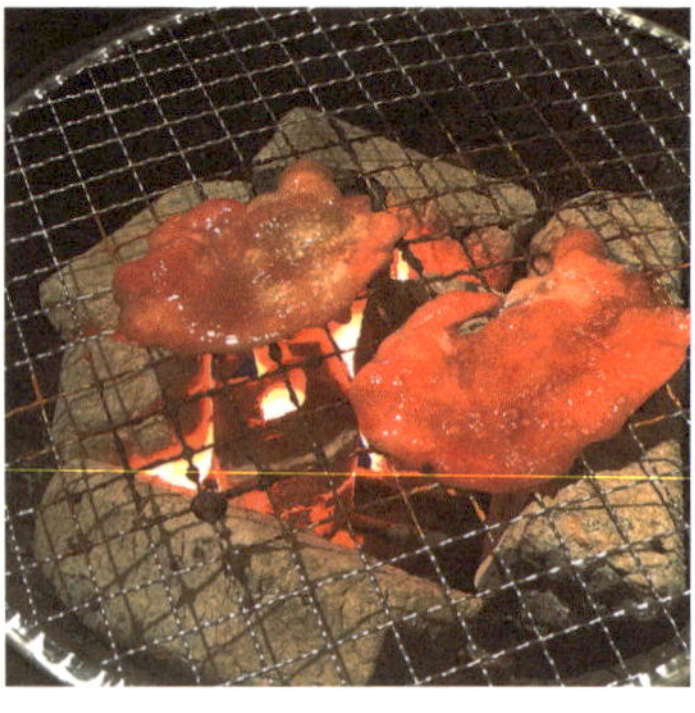

〈夕食〉

焼肉

チシャ

ごはん

ジャスミン茶

食べ方に
コツあり

土曜日

腸内フローラを健康に保つ普段メニュー例

↓
レシピは74ページへ

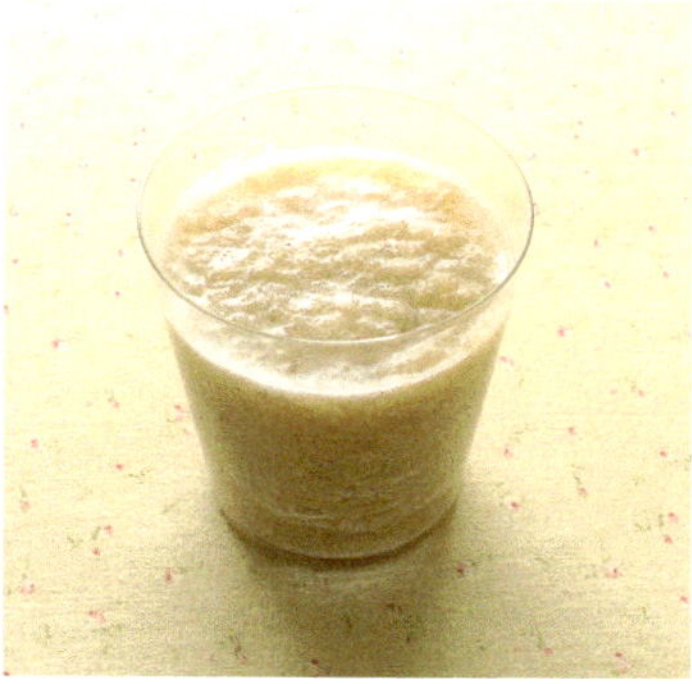

〈朝食〉

ファスティングジュース

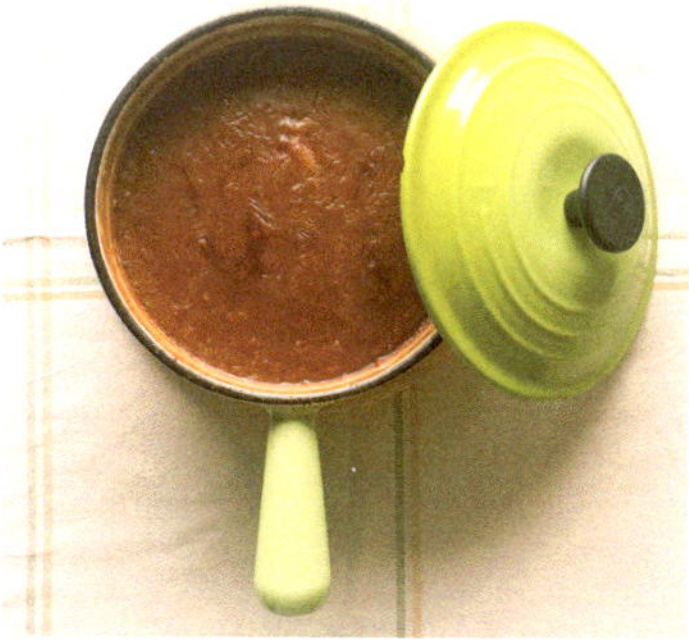

〈昼食〉

スープカレー風
カレーライス

野菜はすべてみじん切り

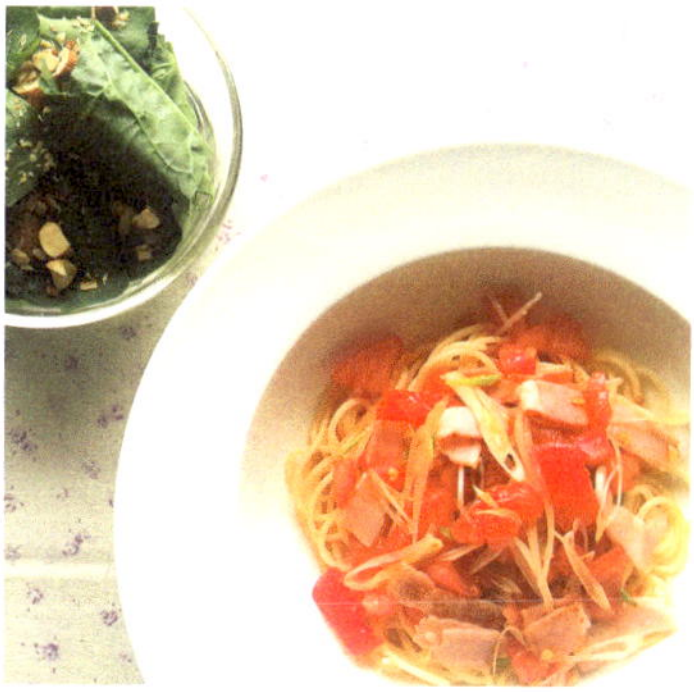

〈夕食〉

ほうれん草サラダ
ナッツ乗せ

トマトとベーコンと
エシャレットのパスタ

日曜日

腸内フローラを健康に保つ普段メニュー例

↓
レシピは76ページへ

〈朝食〉

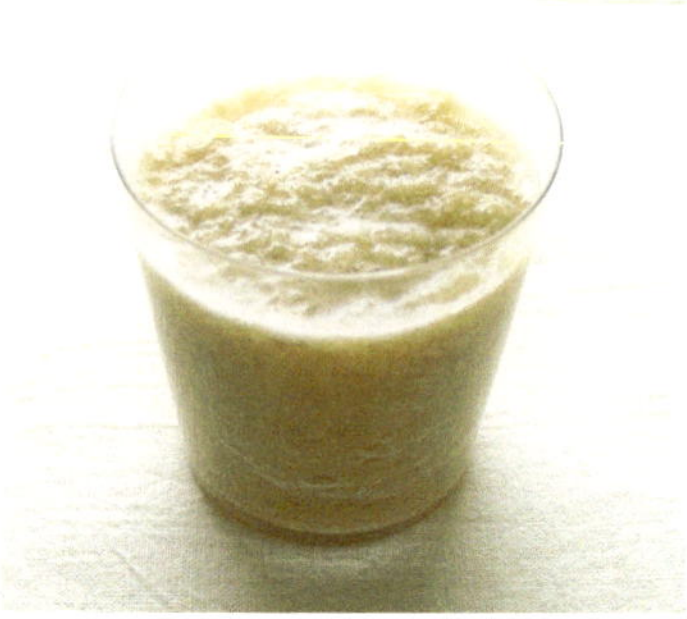

ファスティングジュース、
もしくはバナナ1本

〈昼食〉

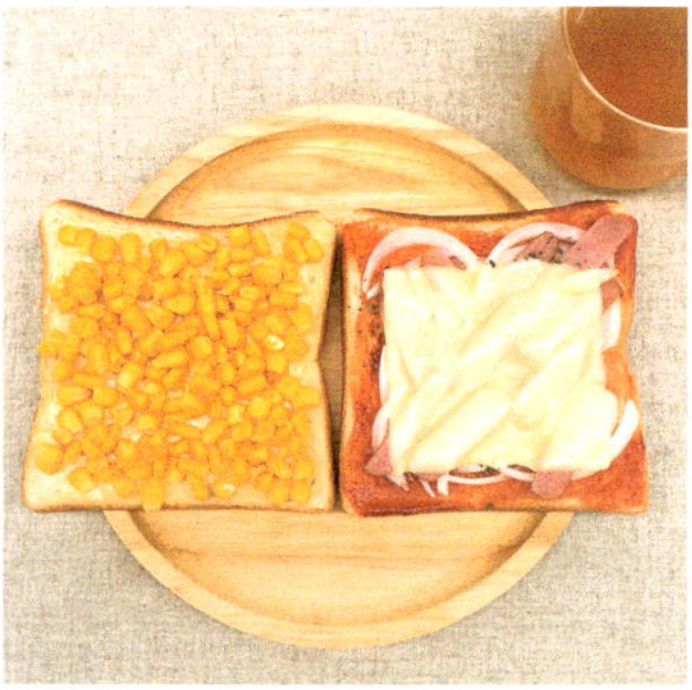

ピザトースト
マヨコーンパン
野菜スープ

〈夕食〉

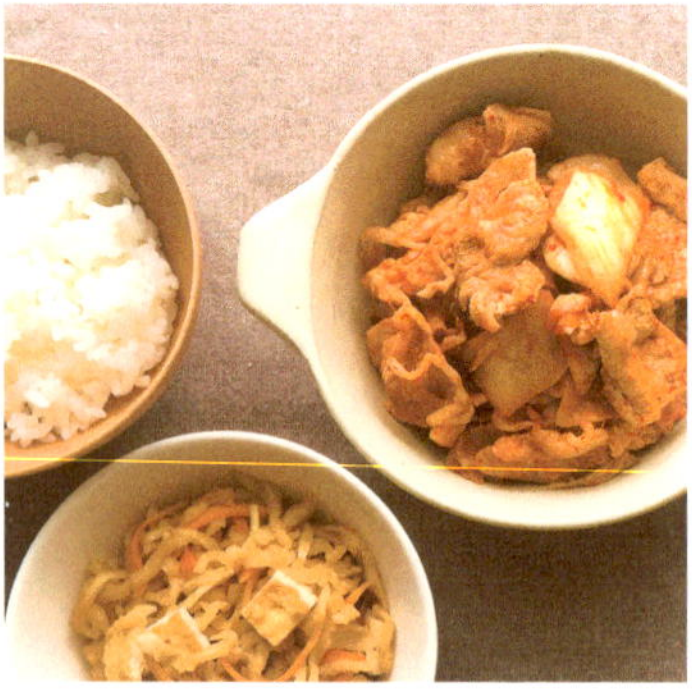

シンプル豚キムチ
切り干し大根煮
ごはん　茶碗半分

おすすめのおやつ

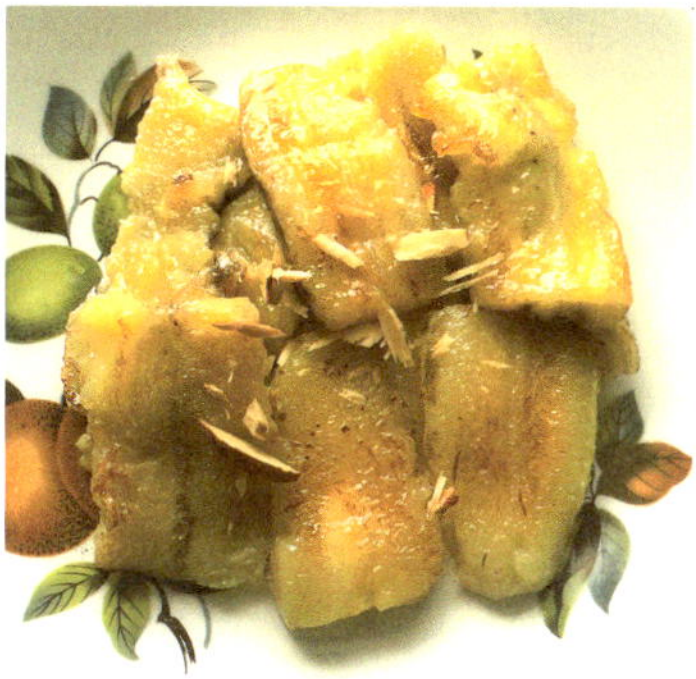

ホットバナナ

バナナ1本を5ミリくらいにスライス。お皿に並べてレンジで40秒ほど温めるか、アルミホイルに並べてオーブントースターで1分30秒焼く。またはフライパンにオリーブオイルを入れて1分ほど焼く。焼き上がったらオリゴ糖とシナモンやアーモンドをお好みでトッピング♪

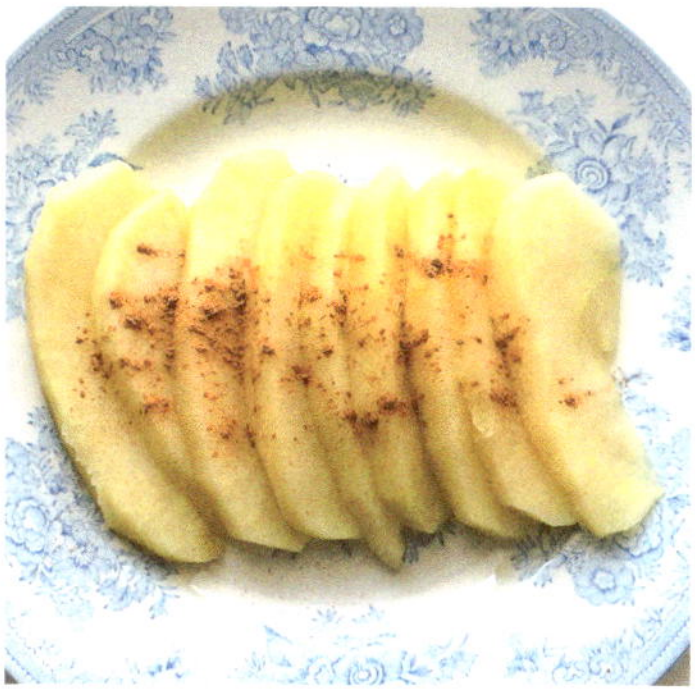

ホットりんご

リンゴ1個の皮をむき、芯部を取って5ミリくらいに薄切り。オリゴ糖小さじ1をかけてレンジで1分ほど温める。シナモンやレモン、ミントをお好みで乗せていただく。

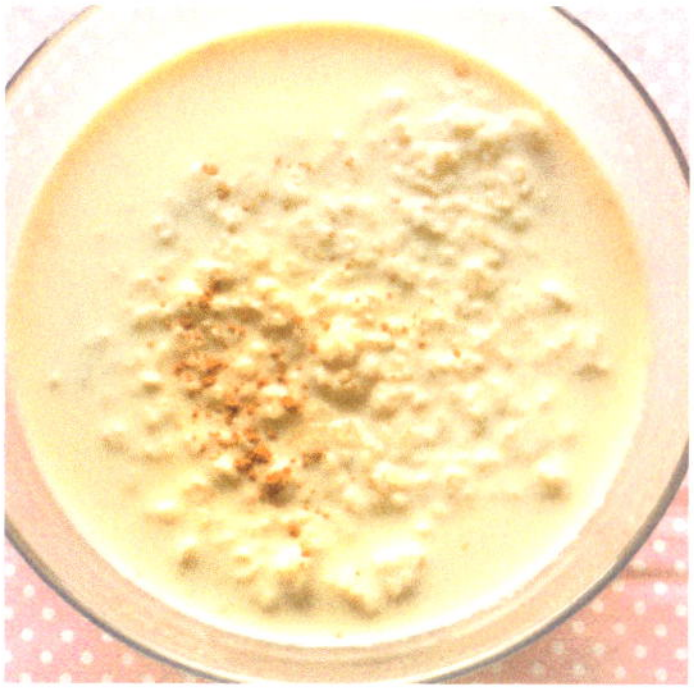

ココナッツミルクバナナのオーバーナイトオーツ

ココナッツミルクパウダー30gをお湯150㎖で溶かす。オートミール大さじ3を入れて混ぜる。バナナ1本（イチゴでもOK）を5ミリにスライス。容器にオートミールを入れ、バナナ、オートミールの順でサンドしてアーモンドスライス、はちみつ小さじ1をかけてフタをする。冷蔵庫で1晩（8時間ほど）寝かせる。食べるときに好みでシナモンやミント、ココアをふりかける。

おすすめのおやつ

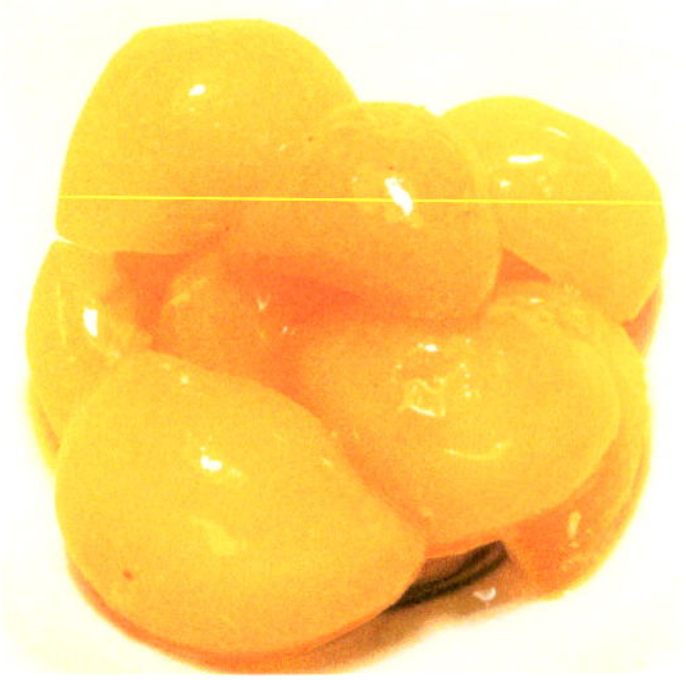

金《きん》柑《かん》甘《かん》露《ろ》煮《に》

金柑500gはヘタを取り、よく洗って、縦方向に切り目を5本ほど入れる。たっぷりの熱湯に金柑を入れ、3分ほど煮てアクを抜く。お湯を切り、たっぷりの水に漬けて1時間以上おく。鍋に金柑を入れ、ひたひたの量の水と砂糖200g、オリゴ糖100gを入れて弱火で煮る。好みの柔らかさになり、汁にとろみが出たらできあがり。

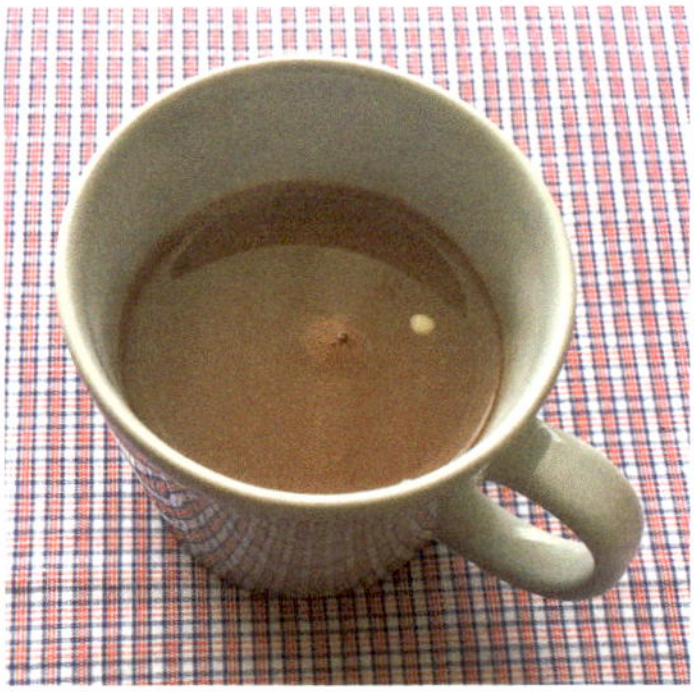

きな粉ココア

カップにココア小さじ2（森永純ココアが大人の味でおすすめ）、きな粉小さじ4（自然の味　国産特別栽培大豆のきな粉がおすすめ）、オリゴ糖小さじ4、水小さじ3を入れ、スプーンで練る。お湯150ccを注ぎ、バター小さじ2くらい（無塩の場合は塩をひとつまみ入れる）を浮かべてよく混ぜる。お湯の代わりに牛乳で作る場合は、オリゴ糖の量を半分にし、バターは入れない。牛乳バージョンよりお湯の方がおすすめ。

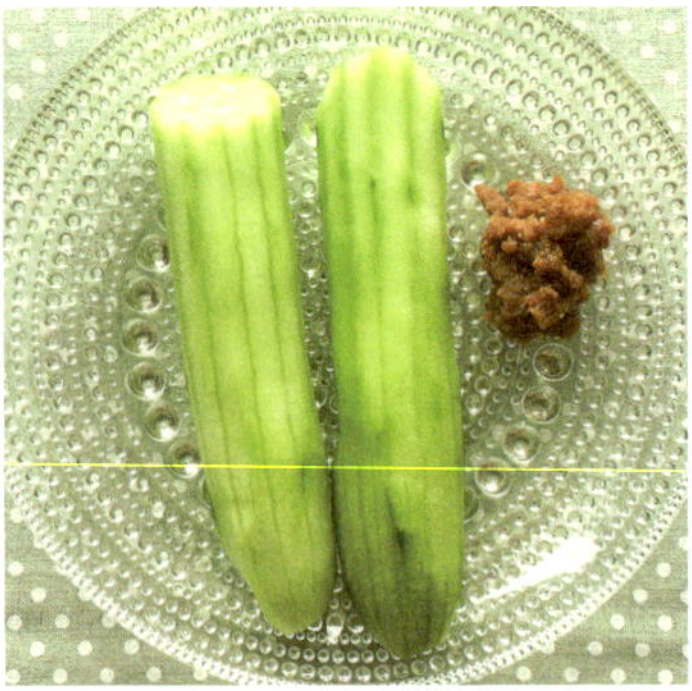

味噌キュウリ

キュウリ1本の皮をむいて半分に切る。味噌大さじ1とオリゴ糖小さじ1を混ぜ合わせたものにつけていただく。

第2章

1週間プログラムで腸内フローラを整える

1週間プログラムをやってみましょう！

いままでどんなダイエットをやっても効果がなかった人も、やせやすい体質に。

15年、20年……、長年の便秘に苦しんでいた人も解決への糸口になるはずです。

※1週間プログラムは1ケ月間に1回以上は行わないでください。
ご自分の体調をよく観察しながら無理をしないよう気を付けましょう。

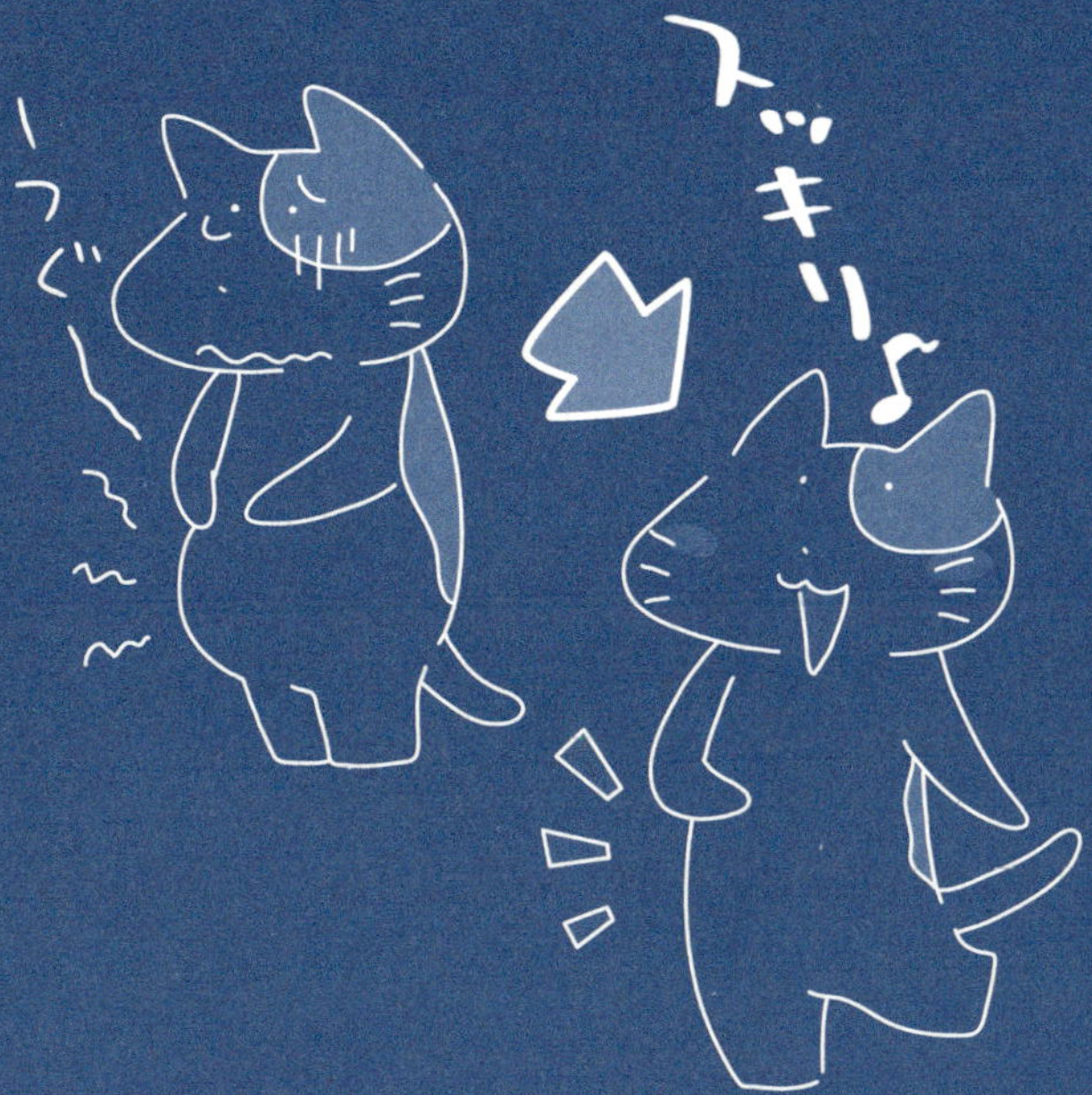
スッキリ♪

1週間プログラム開始日の前日（金）

※ゆっくり休める日の前日に行ってください

夜9時以降何も食べないでください。
お水は飲んでOKです。
胃の検査の前日のように過ごしましょう。

1週間プログラム1日目（土）

※お休みの日にやってください

6時00分 塩類下剤と水を飲む（だいたい3〜4時間後に効く）

10時00分 トイレに駆け込み、めでたく排便

12時00分 昼食　ファスティングジュース（400㎖）を飲む

自然に排便があった場合は
必ずしも下剤を飲む
必要はありません

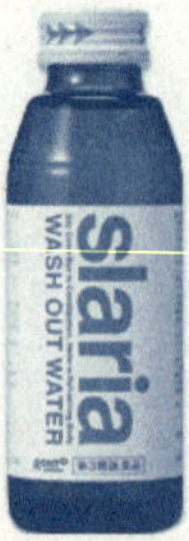

【おすすめの塩類下剤】

スラーリア便秘内服液
発売：ロート製薬

ミルマグ
発売：エムジーファーマ

3Aマグネシア
発売：フジックス

スルーラックデルジェンヌ
発売：エスエス製薬

●15時00分　間食　お腹が空くのでファスティングジュース（３００㎖）を飲む

※私の場合、この間にもトイレに駆け込みました。下痢でした。

●19時00分　夕食　ファスティングジュース（３００㎖）を飲む

この1日目は本当に辛いです。夕食は我慢できずに控えめにつまみ食いしてしまいました（っておいおい……）。なるべく動かず、ＤＶＤを観たりしてゆっくり過ごしてください。

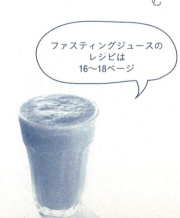

ファスティングジュースの
レシピは
16～18ページ

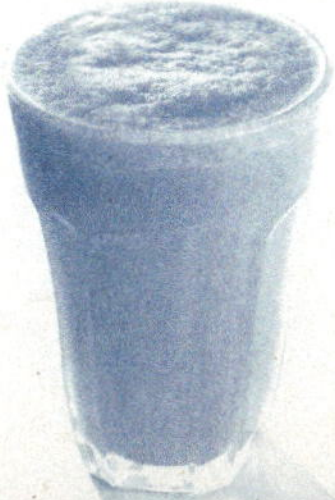

1週間プログラム2日目（日）

※お休みの日にやってください

8時00分　朝食　ファスティングジュース（300㎖）を飲む

12時00分　昼食　ファスティングジュース（300㎖）を飲む
さしみコンニャクを食べる

recipe

さしみコンニャク

スーパーで100円~150円で売っているさしみコンニャクが楽ちん。薄く切ってあって、酢味噌も添付されている。味ポンなどで食べても美味しい。

15時00分　間食　ペパーミントティー

19時00分　夕食　ファスティングジュース（300㎖）を飲む
茹でアスパラガスマリネを食べる。

私は無理でしたが、2日目もできるだけファスティングジュースだけにしましょう。

「なんでこんなこと始めたんだろ？」と自問自答を始めました……（笑）

recipe

茹でアスパラガスのマリネ

アスパラガス1束を洗って1分ほどお湯で茹でる。レンジで火を通してもOK。レモン汁少々、塩こしょう少々、オリゴ糖小さじ1を混ぜたマリネ液をかけてできあがり。

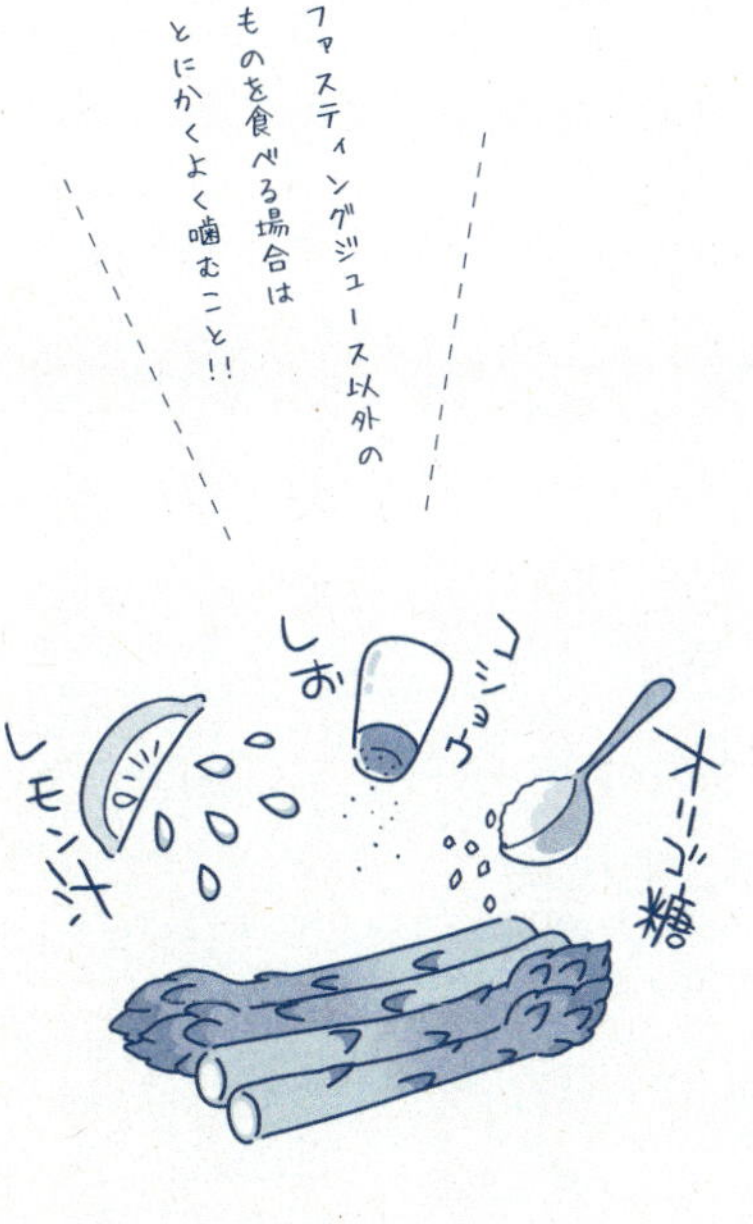

ファスティングジュース以外の
ものを食べる場合は
とにかくよく噛むこと!!
しお
コショウ
レモン汁
オリゴ糖

1週間プログラム3日目（月）※平日の出勤日

6時30分 朝食　ファスティングジュース（３００㎖）を飲む

腸に負荷をかけないために朝食はファスティングジュースのみにしましょう。

当然、お腹が空くので、皮をむいてカットしたりんごとバナナを会社に持っていって、むさぼり食べましょう。果物は腸に負荷をかけないので空腹時におすすめです。

12時00分 昼食　ファスティングジュース（３００㎖）を飲む

納豆に刻んだ小ネギを混ぜた納豆ごはんをお腹いっぱい食べる

ファスティングジュースは魔法瓶に入れて会社に持っていきます。会社にジューサーやおろし金を持参して作ってもいいですね。

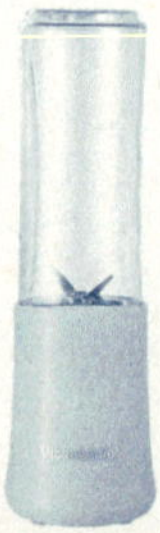

ミニボトルブレンダー
発売：ビタントニオ

会社に持って行けそうな、そのまま飲めるボトル型の手軽なブレンダーがおすすめ。2千～3千5百円で買えます。ミニボトルブレンダー（ビタントニオ）、フィットネスブレンダー（オスター）など。

● **15時00分** 間食　コーヒー

● **19時00分** 夕食　ファスティングジュース（300㎖）を飲む
もずくとオクラの酢の物、里芋酢味噌和えを食べる

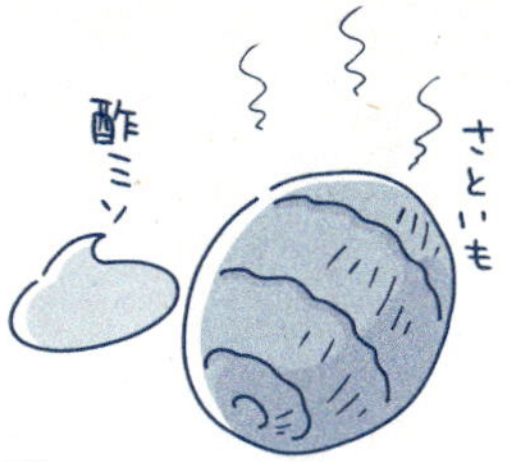

recipe

もずくとオクラの酢の物
オクラ1本をさっと茹でて輪切りにし、もずく酢1パックと混ぜ合わせる。すりゴマをふりかけても美味しい。

里芋酢味噌和え
里芋3個を洗ってやわらかくなるまで皮ごと茹でる。味噌100g、酢50cc、オリゴ糖大さじ3で酢味噌を作る（市販の酢味噌にオリゴ糖を足してもOK）。皮をむいて、酢味噌を付けながら食べましょう。

私は夕食の後に大腸がグルグル鳴って動き出しました。

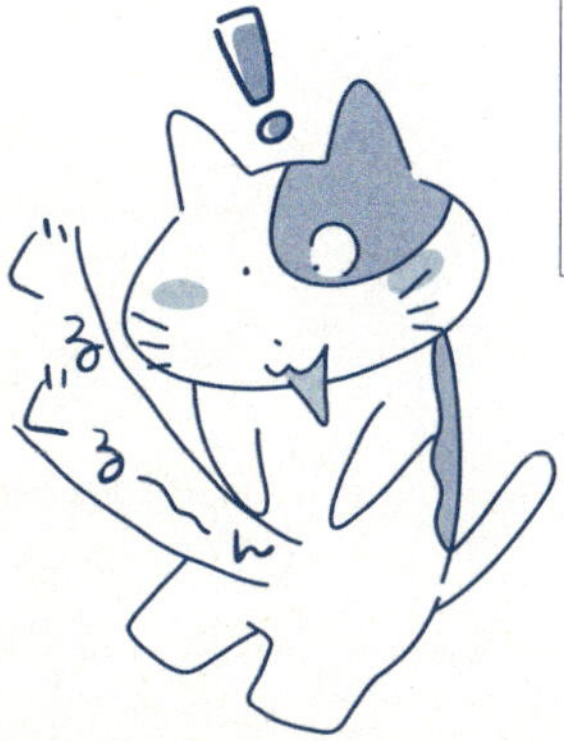

1週間プログラム4日目（火）

※平日の出勤日

8時00分 朝食　ファスティングジュース（300㎖）を飲む

腸に負荷をかけないために朝食はファスティングジュースのみにします。

12時00分 昼食　ファスティングジュース（300㎖）を飲む

メカブの酢の物、ラタトゥイユを食べる

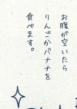

recipe

メカブの酢の物

スーパーで味付き小分けパックが売られているので利用しましょう。

ラタトゥイユ　※4人分

ナス3本、ズッキーニ1本、カボチャ1/4個、パプリカ1個、トマト2個（トマトピューレ1缶でもOK）、ピーマン1個、タマネギ1個をすべて2センチ角に切る。ナスは水にさらしてアクを抜く。オリーブオイルですべての材料を炒めて、塩小さじ1で味を整え、コンソメ小さじ1を入れて煮込む。冷蔵庫で2〜3日保存できる。

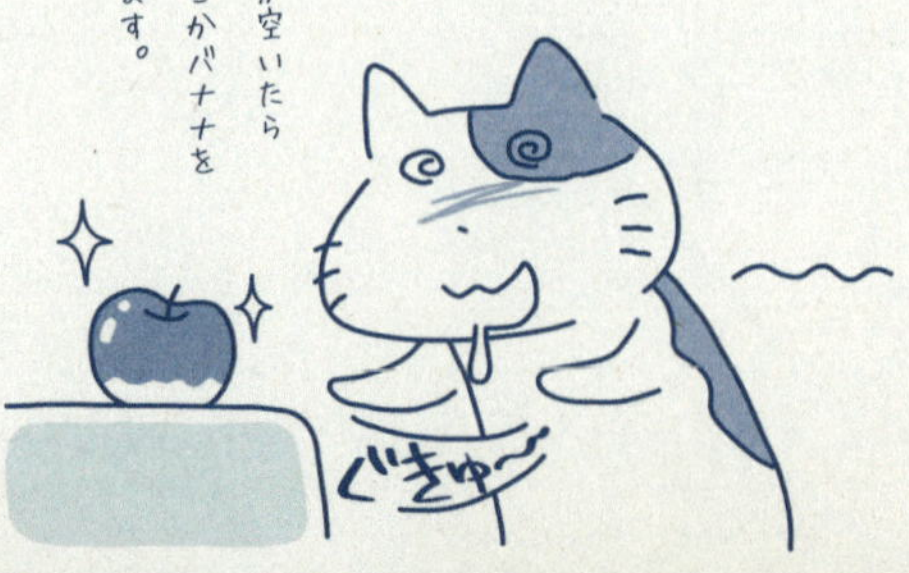

お腹が空いたら
りんごかバナナを
食べます。
ぐきゅ〜

● **15時00分**　間食　コーヒー

● **19時00分**　夕食　ファスティングジュース（300㎖）を飲む

キムチと納豆、メカブの酢の物とごはんを食べる

recipe

キムチも納豆もメカブの酢の物も小分けパックで。ごはんは軽く100gほど。

うう……。たんぱく質（肉）が欲しい……。添加物が欲しい⁉

苦しさは絶頂に！

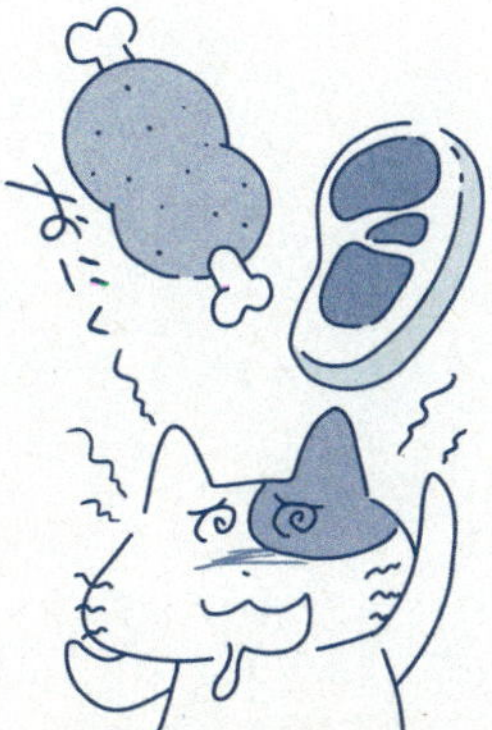

1週間プログラム5日目（水）

※平日の出勤日

8時00分　朝食

ファスティングジュース（300㎖）を飲む

腸に負荷をかけないために朝食はファスティングジュースのみにします。

12時00分　昼食

ファスティングジュース（300㎖）を飲む

おでん風大根、おにぎり（塩のみ）をお腹いっぱい食べる

recipe

おでん風大根

大根1／4本の皮をむき、1センチくらいの厚さで輪切りにする。鍋に大根を入れて浸るくらいの水を入れ、中火で10分煮る。大根に火が通ったら、しょう油大さじ1、オリゴ糖大さじ1、日本酒少々を加え、弱火で5分ほど煮てできあがり。

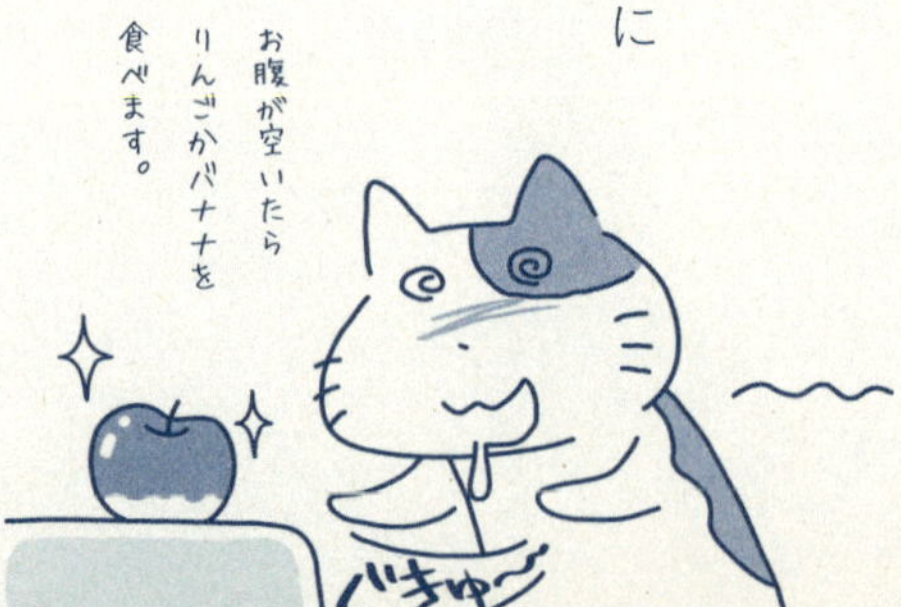

お腹が空いたら
りんごかバナナを
食べます。
ぐきゅ〜

大根は生で食べると消化しにくく、体を冷やす働きがあるのですが、煮るとすごく吸収、分解されやすくなります。

● **15時00分** 間食　レモンティー（オリゴ糖小さじ1入り）を飲む

● **19時00分** 夕食　ファスティングジュース（300㎖）を飲む
オートミール粥《かゆ》を食べる

recipe

オートミール粥

オートミールカップ半分と水カップ2を鍋に入れ、中火で煮る。沸騰したら弱火で3分煮て、塩ひとつまみで味付けしてできあがり。梅干を乗せて食べると美味しい。

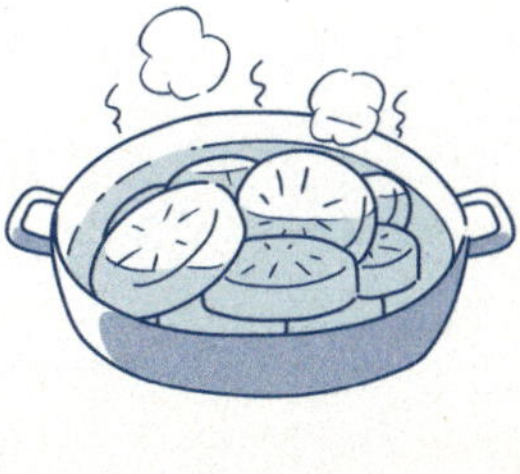

1週間プログラム6日目（木）
※平日の出勤日

8時00分 朝食 ファスティングジュース（300㎖）を飲む

腸に負荷をかけないために朝食はファスティングジュースのみにします。

12時00分 昼食 ファスティングジュース（300㎖）を飲む

小松菜煮浸し、納豆ごはんを食べる

recipe

小松菜煮浸し

小松菜1束を洗って2センチくらいに切る。鍋に小松菜と、薄揚げ1枚細切り、しょう油大さじ1／2、みりん大さじ1／2、オリゴ糖大さじ1／2、だし汁100㏄を入れてサッと煮て、ごまをかけてできあがり。

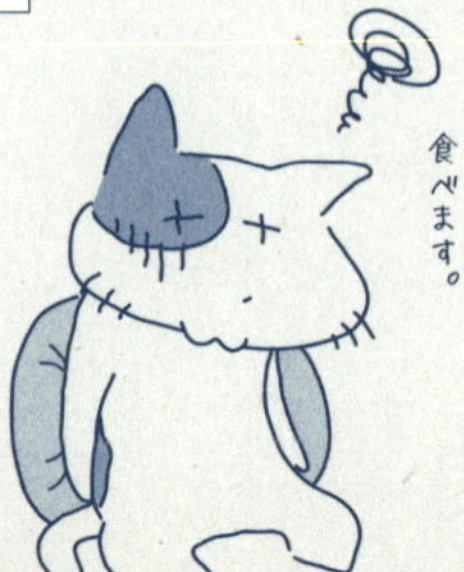

アーユルヴェーダでは小松菜は「滋養の高い野菜」として特に重宝されています。一年中手に入りやすいところも便利ですね。

19時00分　夕食　ファスティングジュース（300㎖）を飲む
カボチャとひまわりの種のサラダを食べる

recipe

カボチャとひまわりの種のサラダ

カボチャ200gの中綿を取り、ひと口大に切ってやわらかくなるまで水で煮る。カボチャ、ひまわりの種20g、タマネギ1／2個を薄切りにして水にさらしておいたもの、マヨネーズ、塩こしょうで和える。カボチャとひまわりの種は消化が抜群にいい食材。タマネギは外側の緑色がかった部分は消化されにくいので使わないこと。

ひまわりの種は、イオン「トップバリュシリーズ」や西友「みなさまのお墨付きシードミックス」、無印良品「木の実と種のミックス」などで買うことができます。

1週間プログラム7日目（金）
※平日の出勤日

8時00分 朝食 ファスティングジュース（300㎖）を飲む

腸に負荷をかけないために朝食はファスティングジュースのみにします。

12時00分 昼食 ファスティングジュース（300㎖）を飲む

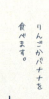

おにぎりを食べる

recipe

おにぎり

塩と梅干だけで作る。海苔は使わないこと。

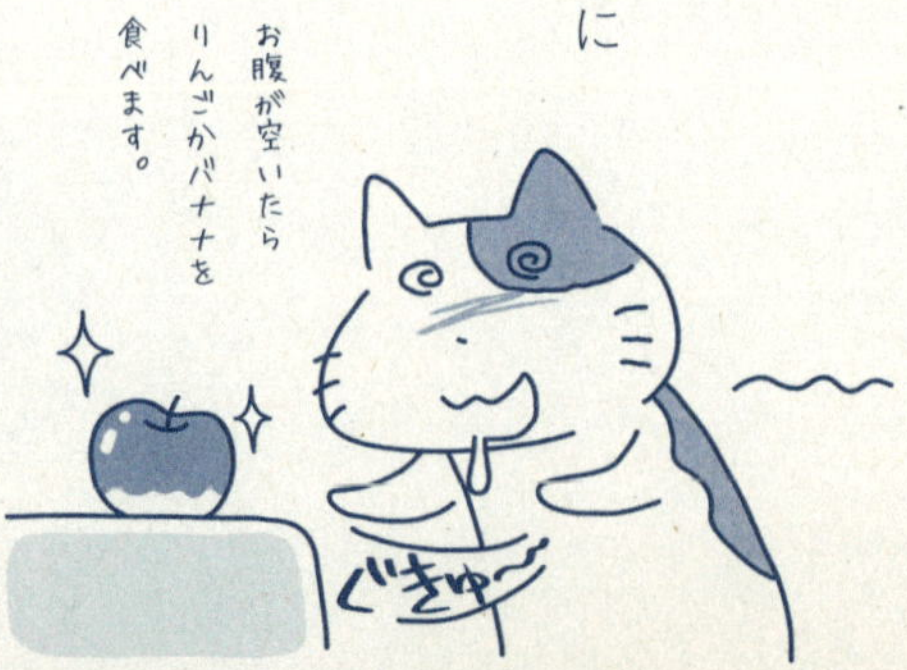

お腹が空いたら
りんごかバナナを
食べます。
ぐきゅ〜

●19時00分　夕食　ファスティングジュース（300㎖）を飲む

オートミール豆乳粥《かゆ》を食べる

recipe

オートミール豆乳粥

オートミール　カップ半分と豆乳カップ2を鍋に入れ、中火で煮る。沸騰したら弱火で3分煮て、塩少々、オリゴ糖小さじ1で味付けしてできあがり。

オートミールは燕麦《えんばく》の加工食品で水溶性食物繊維がとにかく多いです。これでダイエットに成功した人も多数。ハリウッド女優のアン・ハサウェイもオートミールのみを食べ続けて7kgも痩せたそうです。

おすすめ
オートミール

プレミアム
ピュアオートミール
発売：日本食品製造

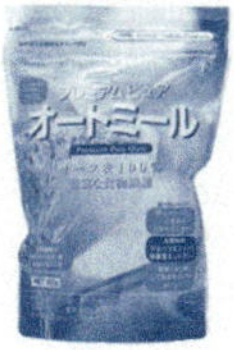

日食オーツ
オートミール
発売：日本食品製造

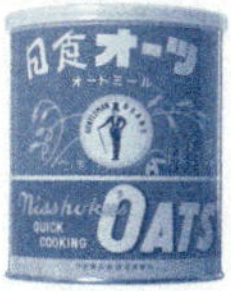

メーカーによっては火が通りにくいものもあります。火が通っていない状態で食べると消化不良を起こし、胃腸を弱めるので注意してください。

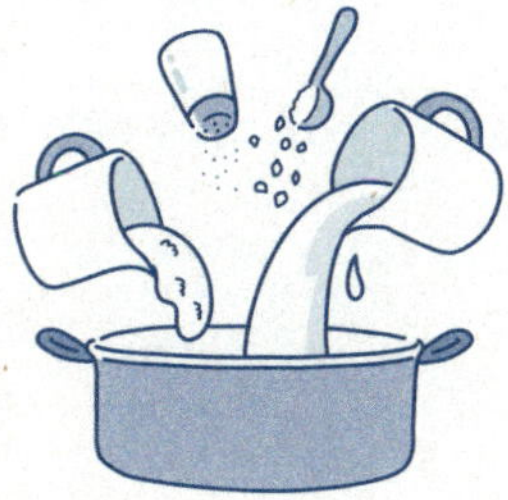

1週間、がんばって腸の状態はどうですか？

腸はグルグル動き出しましたか？

便やオナラの匂いも確認してみてください。

それでも変わらない人は、一旦普段の食事に戻し、一ケ月後に「1週間プログラム」をもう一度やってみてください。

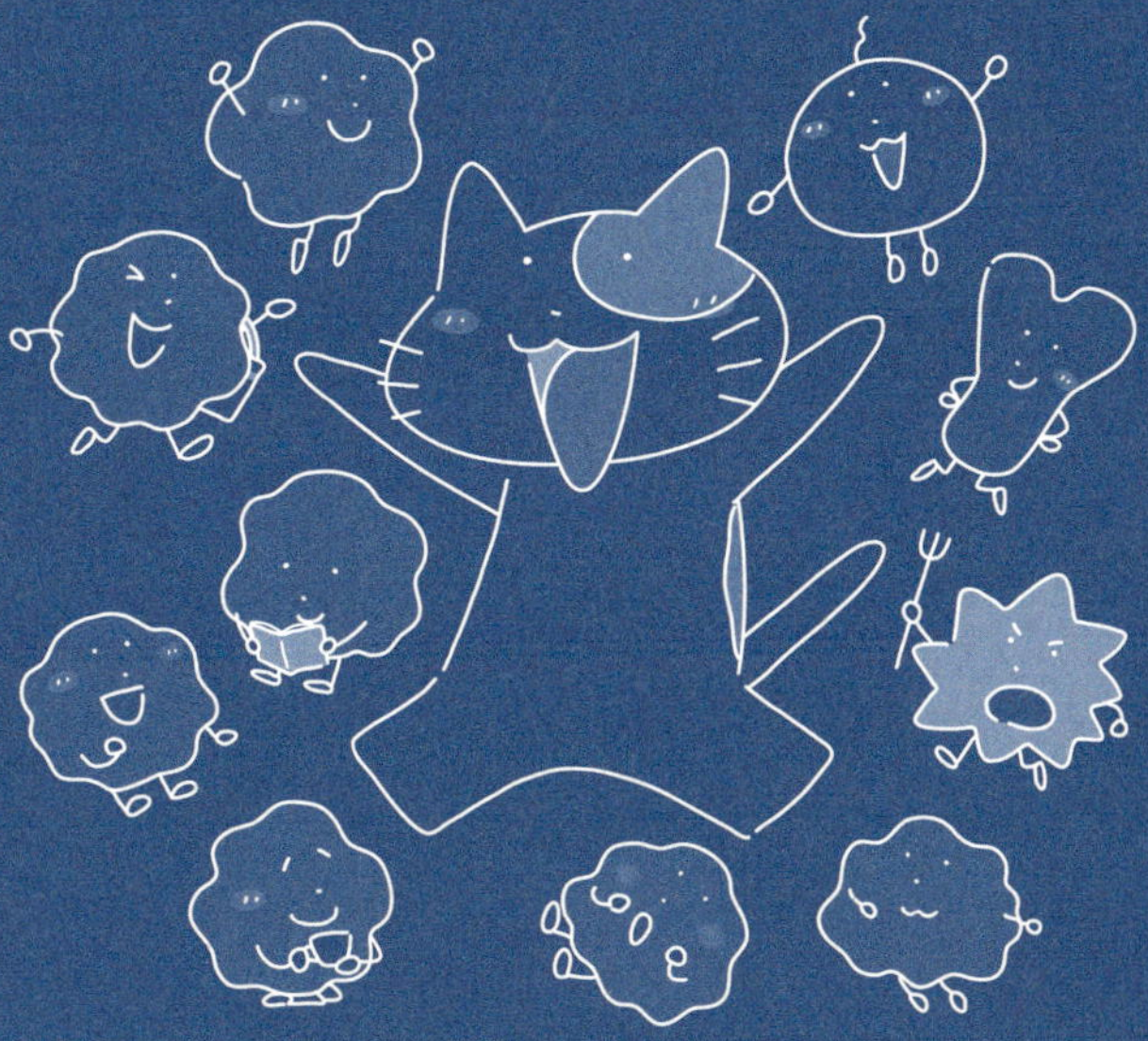

ファスティングジュースには果物や果菜を使う

イチゴ
イチジク
オレンジ
キーウィフルーツ
パイナップル
バナナ
ブルーベリー
プラム
プルーン
みかん
りんご
柿

トマト

カボチャ（火を通す）

キュウリ（ただしビタミンC分解酵素を含むため、他の果物のビタミンCを奪ってしまいます）

これらがファスティングジュースに適している食材です。

その時期に手に入りやすいものであればどれでもかまいません。

果糖が気になる人は、トマトやキュウリを使ってください。ビタミンCを分解してしまう酵素が気にならない人は、キュウリが安いのでオススメです。

基本的には「中に種を形成するりんごやトマトなどの果物や果菜類」を使ってください。なぜなら、それらは自身に分解酵素を含んでいるので、自分の体の消化酵素が多少弱まっていても未消化のまま大腸に到達しにくいのです。

ファスティングジュースは極力、悪玉菌を増やす因子を取り除くことが大切です。そうでないと腸の蠕動《ぜんどう》運動が促進されても、悪玉菌がまた増えると必ず便秘に戻ってしまうからです。

1週間プログラムに耐えられないときは?

1週間プログラムで空腹に耐え切れないときにおすすめのレシピは他に次のようなものがあります。

recipe

小松菜ペーストスープ

小松菜はペースト状にすると消化によく、アクもほとんど出ないため、茹でた小松菜1束をミキサーにかけ、だし汁や塩、豆乳などお好みに合わせて味付けするだけで簡単にできます。

recipe

アスパラガスのポタージュ

グリーンアスパラガス×5本を小さく刻んで、昆布だし200㎖でやわらかく煮る。少し冷ましてから豆乳200㎖と塩少々を加え、ミキサーにかければできあがり。

recipe

大根ポタージュ

大根1本と大根の葉1本分を細かく切って浸るくらいだし汁を入れ、煮詰める。大根が透き通ったらミキサーにかけ、とろとろになるまで撹拌したら塩こしょうで味を整えてできあがり。

recipe

カボチャとひまわりの種のスープ

カボチャ200g（1／4個）の中綿と種を取り除き、ひと口大に切ってやわらかくなるまで煮る（電子レンジを使ってもOK）。カボチャ、ひまわりの種大さじ1、水カップ1、塩ひとつまみ、オリゴ糖大さじ1／2、すべての材料をミキサーにかければできあがり。

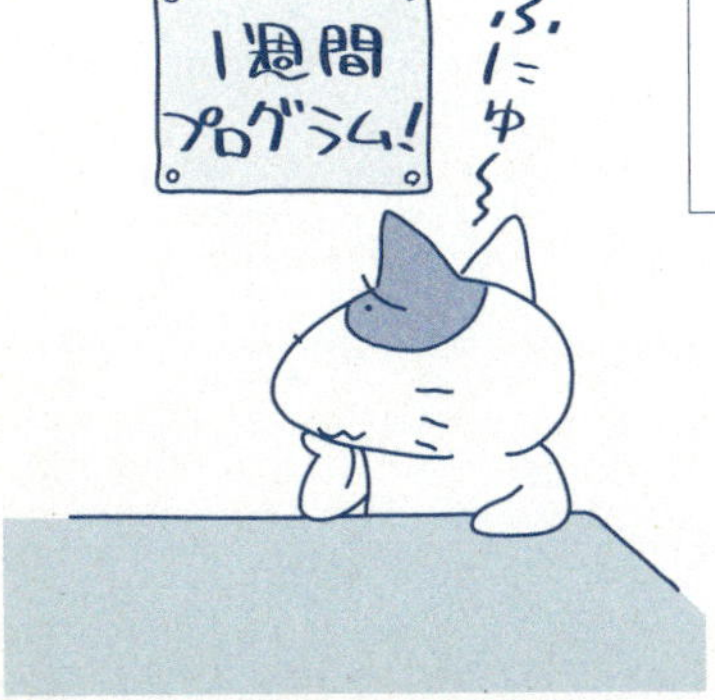

1週間プログラムの注意点

1週間のプログラムを始めると、一時的に腸内細菌（特に日和見菌《ひよりみ》のバクテロイデス）が著しく増え、オナラが多く発生します。日本人の腸内に多く棲《す》んでいる細菌はバクテロイデスなので、一時的にこのような症状が発生するのは当然です。

たいてい5日もすれば次第に善玉菌が有機酸（短鎖脂肪酸）を生成し、バクテロイデスが減るとともに、ガスも減りますが、どうしても「ガスが溜まりお腹が張ってきつい」という方は次のことを確認してみてください。

①1日目で腸を空っぽにするとき、コーラックやスルーラックなどのアントラキノン系下剤を使っていませんか？　蠕動《ぜんどう》運動が過剰に行われたり、停止したり、不安定になりやすいです。スラーリアのような塩類下剤を使うようにしましょう。

②ファスティングジュースに入れる果物、果菜はすべて皮をむいていますか？

③食物繊維を多量に含む野菜を食べていませんか？

皮や野菜は生のままでは分解しにくく、大腸までそのまま届くことが多いので、バクテロイデスや悪玉菌のエサになりやすくガスが多量に発生します。
果物や果菜も、とにかくミキサーで細かくすること、よく噛むことが大切です。
どうしても「お腹が張ってきつい」場合は、整腸剤を使う方法もあります。
④下剤を常用していた人は蠕動運動が極度に低下してガスを排出できないことがよくあります。この場合、10日〜1ヶ月ごとに1〜2日、自分の体力に合わせてレモン水（お水にレモン汁を加えたもの）だけを飲むようにし、大腸の回復を図るようにします。断食期間が長いほど、短期間で回復が見込めますが、自分だけで無理はせず専門医に相談しながら行うようにしましょう。
⑤自律神経が乱れていませんか？　左の症状のうち3つ以上当てはまる場合は必要な休息などを取り、まずは自律神経の失調を改善しましょう。
疲れやすい／眠れない／よく頭痛がする／冷え性である／肩や首が凝る／極度のストレスや不安がある／何事もまじめに頑張りすぎる／便秘も下痢もする／朝早く起きられない／生理不順／昼食後、異様に眠たくなる／やる気が出ない／むくみがひどい

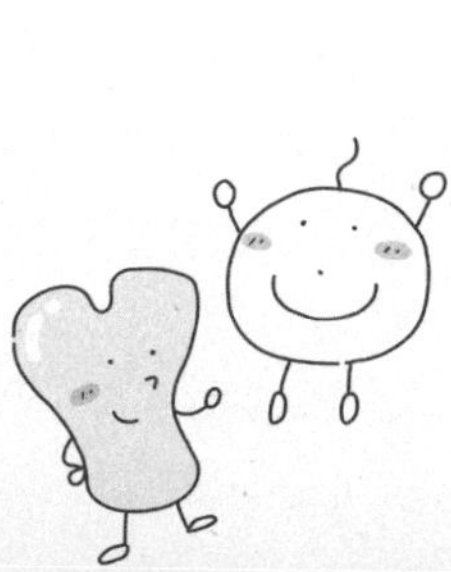

とにかく3日間だけがんばってください

本書で紹介した「1週間で腸内フローラを整えるプログラム」を行うのが理想ですが、本音を言えば、普段の生活をしながらこなすのは、キツすぎると思っています。ホテルや温泉などで仕事や家事を休んで、1週間ゆっくり過ごせる場所で実践できるならまだしも、そんな休暇はなかなか取れないものです。

そこで、週末の金曜・土曜・日曜の3日間だけでもやってみてください。

1週間もできない！　無理！　と言わないで、3日だけがんばって!!

腸内細菌が変化するのは、最低でも3日間かかると言われています。だからなるべく休日を利用して、朝・昼・晩、ファスティングジュースを3日間飲んでみてください。

本を読んだり、映画を見たり、家で横になったりして過ごしながら、ゆったりと腸内をリセット……。無理せず、ご自分のペースで少しずつでいいんです。

1回だけでは変わらないかもしれません。そしたら、また次の休日を利用して、くりかえし3日間プログラムをやってみましょう。
必ずあなたの腸内は変わっていきます。

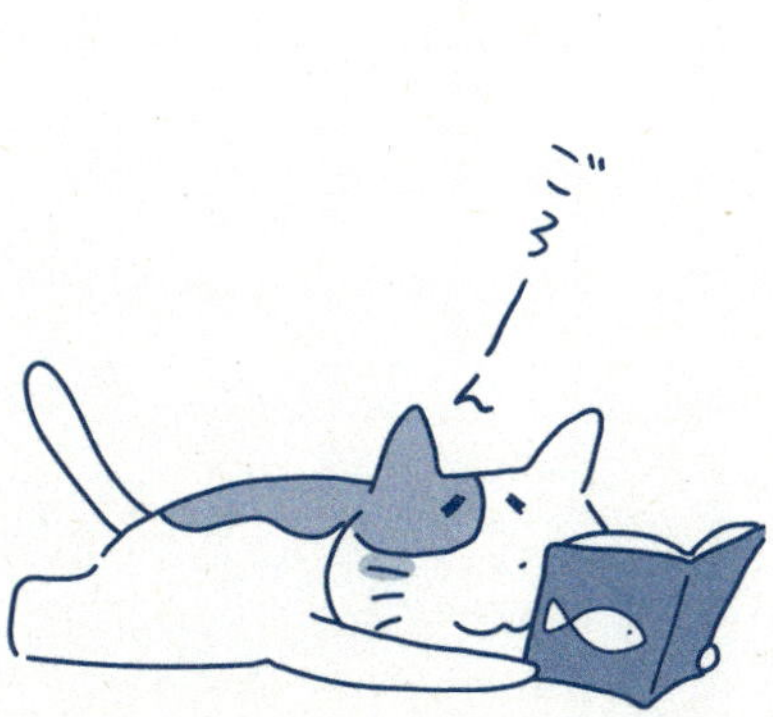

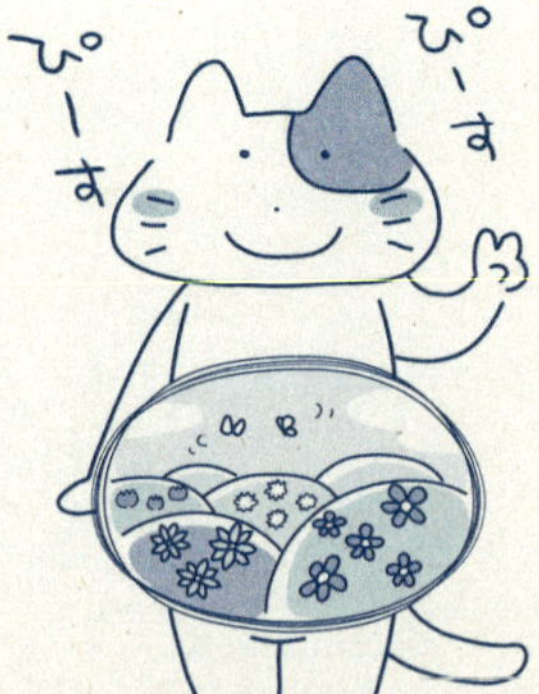
ぷーす
ぷーす

第3章

健康な腸内フローラを維持する1週間レシピ

腸内フローラを健康に保つ普段食

「1週間プログラム」を無事終えても、腸内環境は日々変化します。油断すると腸内にはすぐ悪玉菌が増えてしまいます。

では腸内を善玉菌優勢に保つには、普段からどのようなものを食べればよいのでしょうか？

この章では1週間の、普段食のレシピを紹介します。簡単にできるものが多いので試してみてください♪

大事なことは

- **消化しやすい食べ物**
- **大腸に届く糖類を含んだもの**
- **消化吸収を助けるもの**

を中心に食べることです。

でも、神経質に「これじゃなきゃだめ！」なんてことはありません。

どんな食材でも、良い面もあれば悪い面もあります。

「動物性たんぱく質は悪玉菌のエサになりやすい」とわかっていても、たまには思いっきり食べたいものです。

好きなものを思いっきり食べた後は、紹介したメニューを参考にアレンジし、腸内をリセットしてください。

レシピは基本的に1食分ですが、作り置きできるものは1食分でない場合があります。

月曜日　腸内フローラを健康に保つ普段メニュー例のレシピ

●朝食

お粥《かゆ》（茶碗山盛り1杯）またはお茶漬け（ごはん茶碗半分）

茹で枝豆10個（よく噛んでください）

recipe

茹で枝豆

こすり合わせるように洗って、沸騰したお湯で5〜6分茹でる。

お茶漬けの具は茶漬けの素か梅干し、たくあん、ぬか漬けなど。

●昼食

厚揚げとキュウリのみぞれポン酢

カボチャの煮物

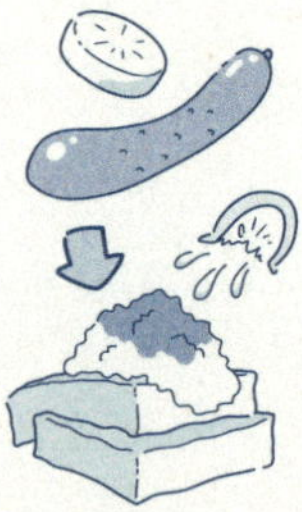

recipe

厚揚げとキュウリのみぞれポン酢

キュウリ1本と大根輪切り1センチほどの皮をむき、すりおろす。厚揚げ1枚を5ミリほどの薄切りにし、電子レンジで1分ほど温める。厚揚げの汁気を切って、キュウリと大根のおろしをのせる。ポン酢をかけてできあがり。お好みでレモン汁や唐辛子を。

recipe

カボチャの煮物

カボチャ1／8個の中綿を取り、2センチほどの角切りにする。しょう油小さじ1とオリゴ糖小さじ1をかけて、ラップをして電子レンジで完全に火を通す。混ぜて蒸らしてできあがり。

夕食

寿司　腹八分目をキープしてお好きなものを

食べ方のコツ

- まず赤だしを注文
- 最初にカッパ巻やお新香巻を食べる
- ガリを寿司と寿司の間に食べる
- ゆっくりとした気分で、よく噛んで食べる
- 温かいお茶かお湯を飲みながら

※レシピは基本的に１人分ですが、作り置きできるものは１人分でない場合があります。

火曜日　腸内フローラを健康に保つ普段メニュー例のレシピ

●朝食

麦とろろごはん／味噌キュウリ

recipe

麦とろろごはん

山芋（もしくは長芋）約5センチ分の皮をむき、すりおろす。茶碗1杯分の麦ごはんにとろろ芋をかけて、刻みネギ少々をのせてできあがり。醤油かポン酢をかけてどうぞ。

味噌キュウリ

キュウリ1本の皮をく。オリゴ糖小さじ1を混ぜた味噌大さじ1につけていただく。

●昼食

ハンバーグ弁当（りんごハンバーグ／マッシュ風ポテト／ごはん茶碗半分）

recipe

りんごハンバーグ※5人分

ひき肉300gに塩こしょうする。タマネギ半分はみじん切りにしてレンジで1分ほど熱を通す。ひき肉にパン粉50ccと溶き卵1個、冷ましたタマネギを入れてよく混ぜる。最後に、皮をむいてみじん切りにしたリンゴ半分を入れて混ぜ、空気を抜くように丸めてフライパンで焼く。焦げ目がついたら裏返し、ソース（水50cc、ウスターソース50cc、ケチャ

recipe

ップ50ccと、タマネギ半分とニンジン半分としょうが1片をすりおろして混ぜる）を入れてフタをして蒸し焼きに。たまにソースをからめながら、水分がなくなり全体によく火が通ったらできあがり。

マッシュ風ポテト

ジャガイモ1個の皮をむき、1センチの輪切りにして水にさっと通して、やわらかくなるまで茹でる（ラップをして電子レンジで火を通してもOK）。熱いうちに牛乳大さじ1を入れ、フォークでジャガイモを崩しながらバター小さじ1とオリゴ糖小さじ1を加えて混ぜる。塩こしょう少々で味を整えてできあがり。

●夕食

ささみ蒸したっぷりネギのせ／もやしのきのこホイル焼き／塩昆布キュウリ

recipe

ささみ蒸したっぷりネギのせ

ささみ2本を薄い削《そ》ぎ切りにし、塩こしょうと料理酒を軽くふりかけ、レンジで火を通す。刻んだネギを山盛りにのせて、青じそドレッシングをたっぷりかける。

もやしきのこホイル焼き

もやし1袋分を洗ってアルミホイルに乗せ、薄切りのエリンギ1本とバター小さじ1をのせて塩こしょうし、ホイルを閉じ、フライパンで少し焦げ目ができるまで焼く。

塩昆布キュウリ

キュウリ1本は皮をむき、薄切りにして、塩をまぶす。5分ほどしたら水気を絞り、塩昆布大さじ1と和える。酢小さじ1とオリゴ糖小さじ1を入れ、味を整えてできあがり。

水曜日　腸内フローラを健康に保つ普段メニュー例のレシピ

●朝食

卵かけごはん／かんぴょうとなめこの味噌汁／キュウリとナスとミョウガの浅漬け

recipe

卵かけごはん

卵の黄身のみを溶いて、ごはん茶碗半分にかけ、しょう油をかけて食べる。

かんぴょうとなめこの味噌汁

かんぴょう10gを水洗いし、1センチに切る。だし汁カップ2にかんぴょうを入れ10分ほど煮る。なめこ1袋を入れてひと煮立ちしたら、火を止めて味噌で味を整えてできあがり。

キュウリとナスとミョウガの浅漬け

キュウリ1本、ナス1／4本は皮をむき、5ミリの薄切りにする。ミョウガ1個も薄切りにする。ビニール袋に薄切りにした野菜と、塩小さじ1、酢小さじ2、オリゴ糖小さじ2を入れてもめばできあがり。

●昼食

サーディン丼弁当（サーディン丼／ふわとろニラ玉）

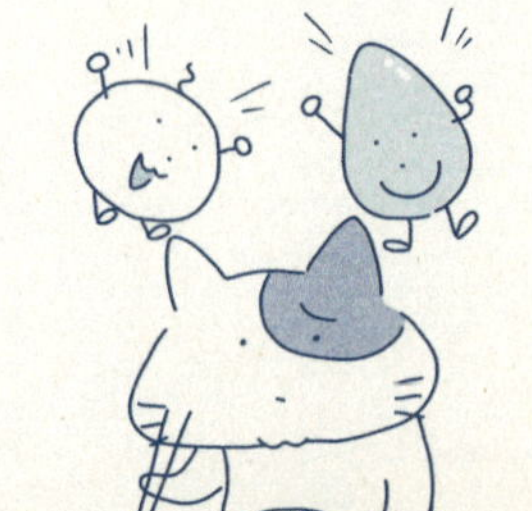

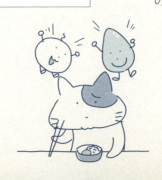

● 夕食

オクラとモロヘイヤのネバネバサラダ／豚肉と白菜の重ね蒸し

recipe

サーディン丼

フライパンを熱し、オイルサーディン1缶の油ごと入れて、両面少し焦げ目が付く程度に焼く。しょう油小さじ1を回しかけ、すぐ火を消す。ごはん茶碗1杯分にサーディンをのせ、刻み海苔、ゴマ小さじ1をかけてできあがり。

ふわとろニラ玉

ニラ3本ほどを1センチに切る。卵1個を溶いて、塩小さじ1／2、オリゴ糖小さじ1を入れて混ぜ、ニラも入れる。フライパンを強火で熱し、ゴマ油小さじ1を入れて、卵液を流し入れる。すぐに火が通るので、ヘラで寄せ集めるようにまとめたらできあがり。

recipe

オクラとモロヘイヤのネバネバサラダ

オクラ4本を薄切りにする。モロヘイヤ1束は熱湯に入れて2分ほど強火で茹で、水にさらして軽く絞り、1センチに切ってさらに絞る。オクラ、モロヘイヤ、ゴマ小さじ1、ポン酢大さじ1、オリゴ糖小さじ1をすべて和えてできあがり。

豚肉と白菜の重ね蒸し

豚肉200gに塩こしょうする。白菜5枚を5センチに切り、肉と白菜を交互に鍋の中に重ねる。料理酒大さじ1を回しかけ、フタをして中火で5分火にかける。鍋に水が出てきたら弱火にして10分でできあがり。ポン酢やキムチの素をつけていただく。

木曜日　腸内フローラを健康に保つ普段メニュー例のレシピ

朝食　りんごオートミール／アボカド

recipe

りんごオートミール

鍋に水カップ1と、皮をむいて1センチの角切りにしたりんご1／2個を入れ、沸騰したら、オートミールカップ1／2を入れる。強火で2分ほど煮込んだら、中火にしてオートミールがやわらかくなるまで8分ほど煮込む。オリゴ糖大さじ1／2を入れて混ぜ、シナモン少々をふりかける。

アボカド

アボカド1個を洗って半分に切り、種を取り、種の窪みにしょう油小さじ1を注ぐ。

昼食　そぼろ丼弁当（そぼろ丼／ブロッコリーとひまわりの種のカレー風味サラダ）

recipe

そぼろ丼

コンニャク半分は塩でもみたたいてアクを抜いて薄切りにし、さらに細切りに。鍋でひき肉100gと塩ひとつまみを炒める。コンニャクも入れて、麺つゆ大さじ2、しょう油小さじ1とオリゴ糖大さじ1で味を整えて炒める。残った汁で、薄い細切りにしたニンジン

1／4本と薄切りのインゲン5本を茹でる。鍋にごま油を入れ、卵1個を割り入れ、塩をひとつまみ加え、箸で混ぜる。ごはんにのせて、ゴマ、海苔を散らす。

ブロッコリーとひまわりの種のカレー風味サラダ※2人分

ブロッコリー1個の房は小さめに分けて、よく洗う。茎は皮をむいて5ミリにスライス。ブロッコリーを熱湯で茹でる。湯切りしてボールに塩少々、カレーパウダーひとつまみ、オリーブオイル小さじ1、から煎りしたひまわりの種を加え和える。

夕食

鰆《さわら》の西京焼／ほうれん草と春菊のおひたし／もずくとオクラのポン酢和え

recipe

鰆の西京焼

白味噌大さじ1、酒大さじ1、オリゴ糖大さじ1をよく混ぜ合わせる。鰆1切れに合わせ味噌をかけて30分ほど置き、なじませてから焼く。焦げやすいので要注意。

ほうれん草と春菊のおひたし

ほうれん草半束、春菊半束をよく洗う（特に根元）。お湯で春菊をサッと茹でる。その後にほうれん草を入れ、茹でてアクを取る。それぞれ水にさらして軽く絞り、2センチほどに切ってよく絞る。ごまを指でつぶしてふりかけ、しょう油をかけていただく。

もずくとオクラのポン酢和え

お湯でサッと茹でたオクラ3本を薄切りにし、味付きもずく1カップと和えて、ポン酢少々とオリゴ糖小さじ1／2で味を整えてできあがり。

鰆の西京焼は市販品も活用しましょう

金曜日　腸内フローラを健康に保つ普段メニュー例のレシピ

朝食　納豆じゃこごはん／たまごスープ

recipe

納豆じゃこごはん

納豆1パックにじゃこ大さじ1を入れ、添付のたれと混ぜる。ごはん茶碗半分にかけ、海苔を散らしてできあがり。

たまごスープ

水300ccに鶏がらスープの素小さじ1を入れ、沸騰させる。沸騰させたまま溶き卵1個分を少しずつ入れ、すぐに火を止める。塩こしょうで味を整えて、みつば少々を浮かべてできあがり。

昼食　ざる蕎麦　またはざるうどんを外食

蕎麦は五割～十割がおすすめ。

●夕食

焼肉

食べ方のコツ

牛タン↓ホルモン↓ハラミ↓ロース↓カルビ。牛タンには塩こしょうとレモンをかけて。ホルモンはよく焼いて油を落として。よく噛んで。カルビはチシャにのせ、その上にキムチ、ごはんを小さじ半分ほど、お好みでコチュジャンをのせて。たまには、ビールと一緒に焼肉を満喫してもいいですね。焼肉の後は温かいジャスミン茶がおすすめです。

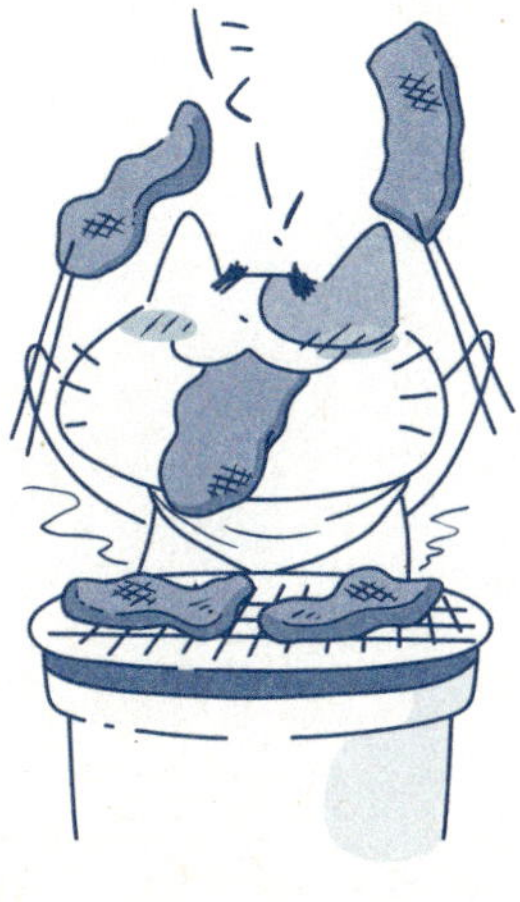

土曜日　腸内フローラを健康に保つ普段メニュー例のレシピ

●朝食

ファスティングジュース

お腹が空くまで飲まないのがポイントです。

●昼食

スープカレー風カレーライス

recipe

スープカレー風カレーライス

タマネギ1個、ニンジン1本、セロリ1本をみじん切りにし、しょうが1片、ニンニク2片はすりおろす。鶏肉200gはひと口大に切り、塩こしょうしておく。水600ccを鍋に入れ、材料をすべて加えて強火で煮る。沸騰したら中火で10分煮て、市販のカレールー4片を入れる。ルーが溶けたら弱火で10分、たまに混ぜながら煮込む。冷めた麦ごはん茶碗半分にかけてできあがり。

●夕食　ほうれん草サラダナッツ乗せ／トマトとベーコンとエシャレットのパスタ

recipe

ほうれん草サラダナッツ乗せ

サラダほうれん草1束はよく洗って水気を切る。ナッツ（くるみ、アーモンド、ピーナツ、ごまなど）はフライパンで軽く煎って、ざく切りにしてほうれん草にのせる。ドレッシング（ごま油大さじ1、しょう油大さじ1、オリゴ糖小さじ1）をかけてできあがり。

トマトとベーコンとエシャレットのパスタ

スパゲッティ100gはお湯に塩を入れて茹でる。その間に、皮をむいたトマト1個をざく切りにする。ベーコン2枚は1センチに切る。きれいに洗ったエシャレット（島らっきょうか、生らっきょう）3本の白い部分を薄切りにする（葉の部分は使わない）。熱したフライパンにベーコンを入れ、ベーコンから出てきた脂でエシャレットを炒める。それらをボールに入れ、ざく切りトマトとオリーブオイル、茹で汁大さじ2と和える。スパゲッティが好みの固さに茹で上がったらボールに入れ、塩と黒こしょうで味を整えてパセリをのせてできあがり。

日曜日　腸内フローラを健康に保つ普段メニュー例のレシピ

●**朝食**　ファスティングジュースかバナナ1本
お腹が空いてから食べること。

●**昼食**　ピザトースト／マヨコーンパン／野菜スープ

recipe

ピザトースト
ソース（ケチャップ大さじ1、ソース大さじ1、オリゴ糖小さじ1）を食パン1枚に塗る。薄切りにしたタマネギ1／4個、薄切りウインナー2本をのせ、塩こしょうする。とろけるチーズ1枚とバジルかパセリを散らし、トースターで2分半ほど焼いてできあがり。

マヨコーンパン
食パン1枚にマヨネーズ大さじ1を端までしっかり塗る。カップ半分のコーンを全体にのせ、塩こしょう少々で味付けして、2分ほど焼いてできあがり。

recipe

野菜スープ

トマト1個、キャベツ1枚、大根1センチ、セロリ5センチ、ニンジン2センチ、ショウガ1片を水で洗い（冷蔵庫の残り野菜なんでもOK。捨てる部分を使ってもOK）、ざく切りにする。水300ccに野菜を入れ、フタをして強火で煮る。沸騰したら弱火でさらに10分煮る。塩で味を整えて、スープだけをいただく。

夕食　シンプル豚キムチ／切り干し大根煮

recipe

シンプル豚キムチ

豚肉150gに塩こしょう少々と料理酒小さじ1をもみ込んで、熱したフライパンで油をひかずに炒める。豚肉に火が通ったらキムチ100gを加えてできあがり。

切り干し大根煮

切り干し大根15gは水洗いし、水に1分ほど浸して軽く絞って1センチほどに切る。油揚げ半分は1センチ角に切る。ニンジン10gは皮をむいて千切りにする。鍋にだしの素小さじ1、オリゴ糖大さじ1、水100ccとすべての材料を入れ、フタをして沸騰したら弱火にし、野菜がやわらかくなるまで煮てできあがり。

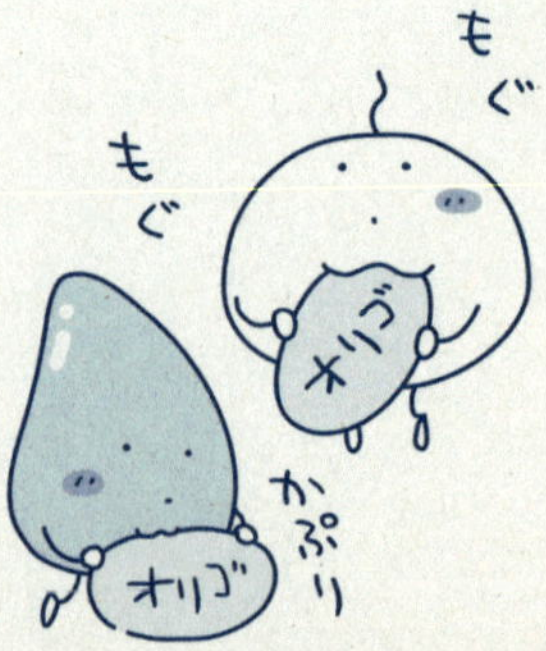
もぐ
もぐ
オリゴ
かぷり
オリゴ

第4章

知っておきたい腸内細菌の豆知識

オリゴ糖は「粉末状」で「複数種」を選んでください

より確実に善玉菌のエサになる食材が「オリゴ糖」です。

オリゴ糖は、腸内の多種多様な善玉菌との相性があるので、1種類でなく、左の3種類などを一度に食べるのがおすすめです。

- **ラクトース（乳糖）**
- **ラクチュロース（ミルクオリゴ糖）**
- **ラフィノース**

現在、この3種類を含んでいることが成分表に明示されているのは、「カイテキオリゴ」（発売：北の達人コーポレーション）のみです。そしてカイテキオリゴにはこの3種類以外にほかの種類のオリゴ糖も配合されています。ネット通販のみですが、たいていの大手通販サイトでも売られているので入手もしやすいです。

天然のビートから作られた、ラフィノース純度ほぼ１００％というオリゴ糖は、ネット通販でけっこう安価で見つかります。

ところが複数種をブレンドしているものはなかなか見つかりません。

ラフィノース、ラクトース、ラクチュロースをそれぞれ購入して、ブレンドするという方法もあります。

カイテキオリゴ
発売：北の達人コーポレーション
https://www.origotou.com/

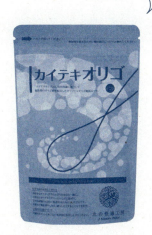

「カイテキオリゴ」発売元に質問してみました！

ラクトース（乳糖）、ラクチュロース（ミルクオリゴ糖）、ラフィノース、セロオリゴ糖を含むことを明示している「カイテキオリゴ」の発売元・北の達人コーポレーションに、複数のオリゴ糖を一度に摂取するメリットについて取材してみました。

例えば、各オリゴ糖を摂取した際の腸内の資化（＝微生物が栄養源にして利用すること）について調べたところ、左のようなデータが得られたそうです。

ビフィズス菌により異なるオリゴ糖の利用性

オリゴ糖の種類 ／ ビフィズス菌株種	グルコース	マルチトール	ニストース	1ケストース	フラクトシルニストース	ネオシュガーP	ラクチュロース	ラフィノース	ラクトース
Bifidobacterium(16) α									
B.adolescentis E 194	⧺	⧺	⧺	⧺	⧺	⧺	⧺	⧺	⧺
B.adolescentis E 298	⧺	⧺	⧺	⧺	⧺	⧺	⧺	⧺	⧺
B.adolescentis E 319	⧺	－	⧺	⧺	⧺	⧺	⧺	⧺	⧺
B.adolescentis A 202-16	⧺	－	⧺	⧺	⧺	⧺	－	⧺	－
B.bifidum E 319	⧺	－	⧺	⧺	－	⧺	⧺	⧺	⧺
B.bifidum S 28	⧺	－	－	－	－	－	⧺	－	⧺
B.breve S 1	⧺	－	－	－	－	－	⧺	－	⧺
B.breve S 46	⧺	±	⧺	⧺	－	＋	⧺	⧺	⧺
B.breve S 1	⧺	±	－	⧺	－	＋	⧺	⧺	⧺
B.infantis S 12	⧺	－	⧺	⧺	⧺	⧺	⧺	⧺	⧺
B.infantis I-10-5	⧺	－	⧺	⧺	⧺	⧺	⧺	⧺	⧺
B.longum M-101-2	⧺	－	⧺	⧺	－	⧺	⧺	⧺	⧺
B.longum E 194	⧺	－	⧺	⧺	±	⧺	⧺	⧺	⧺
B.longum S 3	⧺	－	±	⧺	－	⧺	⧺	⧺	⧺
B.parvulorum S 50	⧺	－	－	⧺	－	＋	⧺	⧺	⧺

★

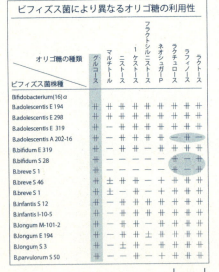

縦軸はビフィズス菌の株（種類）、横軸はオリゴ糖の種類で、カイテキオリゴに配合されているオリゴ糖の種類は★印の箇所です。

よく資化をすると、有機酸を発生し腸内のＰＨ値が酸性に傾いて腸の蠕動《ぜんどう》運動を促します。

右の結果では（＋＋）は酸性に傾く＝よく資化する

（－）＝あまり変化しないをあらわしています。

見てわかる通り、アドレッセンティスＥ３１９はラクチュロースは利用しないが、ラフィノースは利用する、一方でビフィダムＥ３１９は逆を示しています。腸内細菌叢は個人差がかなりあると言われていますが、このように複数種を組み合わせることで、相互補完しながら最大の効果を出すのがカイテキオリゴの特徴なのだそうです。

また、各オリゴ糖単体ではそれぞれ扱いやすさに特徴があるそうですが、カイテキオリゴは日常生活でも使用しやすいように、吸湿性が低く、そして食事・飲み物に入れてもすぐに溶けやすい特殊加工をしているのも特徴のひとつであるとのことです。

腸内フローラを健康に保つおすすめ野菜・果物

1週間の普段食レシピで紹介した以外にも、腸内フローラを健康に保つためのおすすめ野菜・果物を紹介します。

善玉菌優勢になれば、水溶性食物繊維も、不溶性食物繊維も善玉菌のエサになります。

どれも腸に負担をかけないように、消化しやすい状態で食べることを心がけましょう。果物以外は生で食べないようにし、皮はなるべくむいてください。味付けは薄めで、よく噛んで食べることが大切です。

●水溶性食物繊維含量の高い野菜・果物

根菜：ニンニク、百合根、らっきょう、ごぼう、里芋、ニンジン、サツマイモ、カボチャ

果菜：さやえんどう、コーン、グリーンピース、枝豆、空豆

花菜：菜の花、ブロッコリー、カリフラワー
茎菜：オクラ
葉菜：モロヘイヤ、ニラ、しそ、春菊、バジル、水菜
きのこ類：干ししいたけ、なめこ、しいたけ、えのき、エリンギ
果物：プルーン（乾）、柚子皮、金柑、レモン、アボカド、いちじく、キウイ、洋なし、マンゴー

●種を形成し、消化酵素を持つ野菜

ズッキーニ、カボチャ、トマト、キュウリ、ナス、インゲン、ピーマン、ゴーヤ

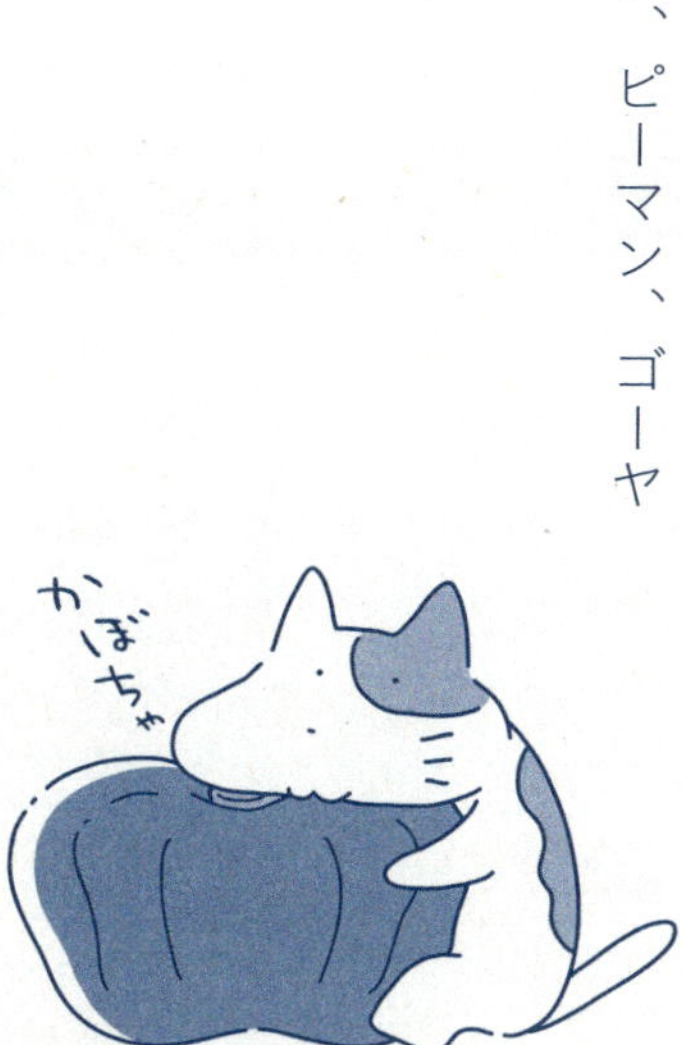

腸内フローラを健康に保つおすすめ間食

1週間のレシピで紹介した以外にも、腸内フローラを健康に保つためのおすすめ間食を紹介します。

●おすすめデザート

金柑甘露煮《きんかんかんろに》、干し柿、キウイ、プルーン（乾燥）、干しぶどう、くり、ぜんざい（餅なし）、ホットりんご、ホットバナナなど

●おすすめ間食

みそキュウリ（すべて皮をむく）、ピクルス乗せクラッカー、プルーン（乾燥）、干しぶどう、きな粉ココア、柚子茶《ゆず》など

●おすすめドリンク

水、白湯《さゆ》、バジルティー、ミントティー、レモン水、レモンソーダ

※缶ジュース、缶コーヒーはなるべく飲まないようにしましょう。

腸内フローラが整えばお肌がきれいになる

悪玉菌を抑えて善玉菌が生成する「有機酸」とはいったいなんなのでしょうか。

有機酸には左のように多くの種類があります。

- **アミノ酸**
- **ビタミン（ビタミンも有機酸です）**
- **乳酸**
- **酪《らく》酸**
- **酢酸**
- **クエン酸**
- **キレート（ミネラル吸収の促進）**

この有機酸が有害物質を無害化するのです。

「便秘を解消することによってお肌がきれいになる」と言われる理由もここにあります。

アミノ酸は飲料があり、酢酸は食酢に入っており、酪酸は乳製品に含まれていますが、それぞれ食品として食べても、腸に届くまでに消化されて腸に届くことはありません。

何度もくりかえしますが、善玉菌のエサとなる糖類を食べ、腸内で有機酸を作ってもらわなければ、意味がないのです。

腸内フローラが健康だと気分も明るくなる

「腸内フローラを改善すると脳内セロトニンが増える」とよく聞くようになりました。そして腸内フローラが良好だとうつ病、自閉症になりにくいとも言われてきました。

セロトニンとは脳の中に存在する神経伝達物質の一種です。最近では「幸せのホルモン」として一躍、有名になりました。

セロトニンが脳内で分泌されると情緒を安定させたり、意欲を高めるといった働きがあります。体内にはわずか10㎎しか存在しませんが、そのわずかなセロトニンがいろいろな役目を果たしているのです。

セロトニンは95％以上が腸内で作り出されていますが、腸で作られたセロトニンが脳に到達するわけではありません。

脳には「血液脳関門《けつえきのうかんもん》」と呼ばれる仕組みがあり、血液に含まれた有益な養分でさえも、簡単にはそこを通らないことになっています。ところが腸内細菌によって作られた「トリプトファン」なら脳関門を通過できることがわかってきました。

セロトニンの原料である「トリプトファン」が消化吸収を経て腸内細菌の酵素によって合成され、それが脳に届いてセロトニンが作られている可能性が大きくなってきたのです。

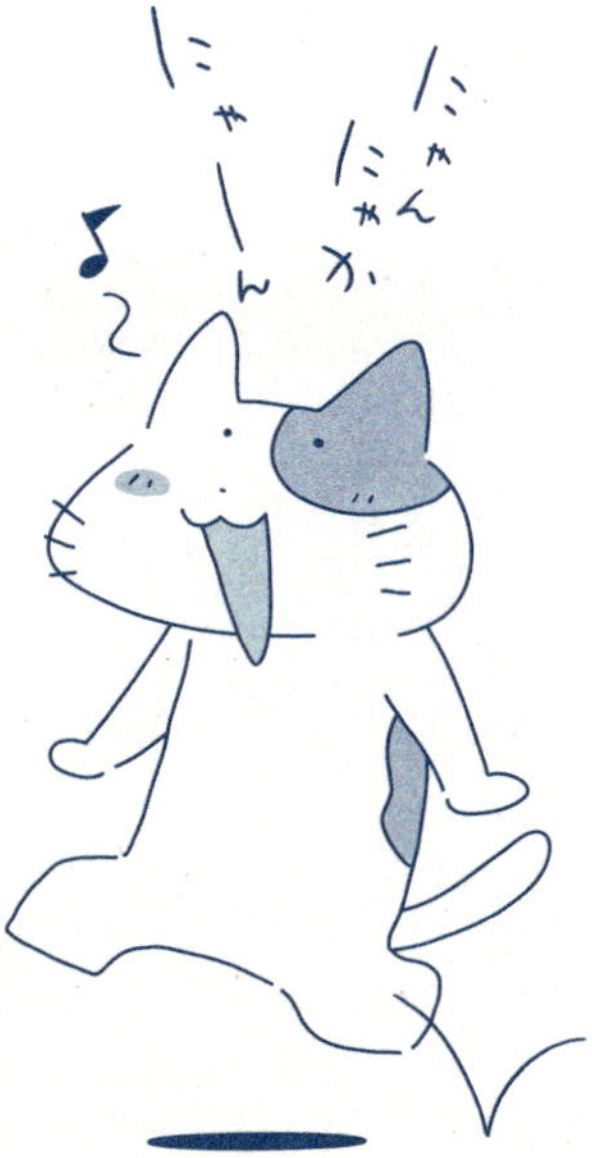

腸内フローラが健康だとやせやすい身体になる

大腸内で善玉菌が有機酸を作ると、GPR43（脳の短鎖脂肪酸《たんさしぼうさん》受容体）に「体内は常にエネルギー過剰」と信号を送り出し、エネルギーをどんどん消費させるよう有機酸が働きはじめるとされています。

つまり大腸内の有機酸が作られると、やせやすい身体にもなるということになりますね。

食事制限をするよりも、腸内フローラが健康で善玉菌が優勢になる環境作りが大事なのです。

ほとんどジュースだけで、善玉菌を増やす1週間プログラムを紹介しましたが、その目指すところは、食べるカロリーを抑えてやせることではなく、「何を食べても太らない体質に変える」というところなのです。

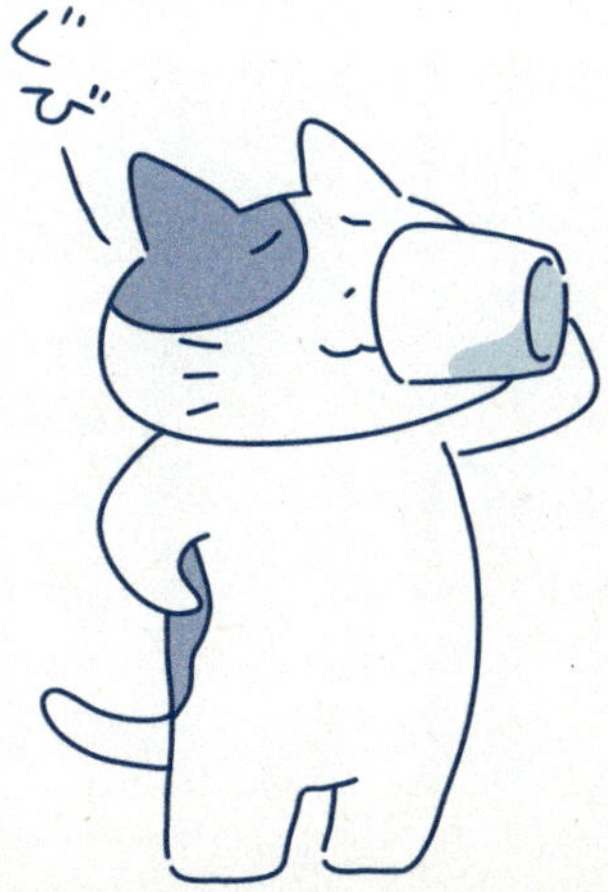
じびー

腸内フローラを整えるガセリ菌ってなに？

ガセリ菌が注目されています。このガセリ菌は、世界で初めて「腸に長く留まる」ことが科学的に認められた菌です。

腸に長く留まるということは適応力がズバ抜けているということでもあります。1週間プログラムをやってもなかなか効果が感じられない人は、大腸内にガセリ菌とオリゴ糖（ラクトースがオススメ）を送り、この菌に有機酸を作ってもらう方法を試してみるといいかもしれません。

そのためには雪印メグミルク「ナチュレ恵」というヨーグルトを種菌《たねきん》にして培養し、ガセリ菌飲料を作ります。ヨーグルトに含まれた脂肪分は太る原因や悪玉菌を増やす原因なりやすいですし、固形のヨーグルトより液体の方がガセリ菌の菌数が多くなります。

私自身もほかのヨーグルトを食べると便秘になったり異臭がしたりすることが多かったのですが、このガセリ菌が含まれたヨーグルト（ナチュレ恵）だけは、唯一、調子が良くなりました。

●必要なもの

ナチュレ恵：70g〜100g

粉ミルク（赤ちゃん用）：30g〜50g（乳糖を除去していないもの）

密閉できる保温容器（1ℓ）：保温水筒やヨーグルトメーカーでもOK。40度〜45度を7〜10時間キープできるようなものがベスト。

水：800㎖

砂糖：大さじ5、目安は粉ミルク大さじ1に対し、砂糖も大さじ1

温度計：100度以上測れるもの

鍋（大小）：小鍋に仕込んだガセリ菌飲料の原料を大きな鍋で急冷するので小鍋が入る大きな鍋も必要。

ガセリ菌飲料を作ってみよう

前ページで紹介したガセリ菌飲料を作ってみましょう。

recipe

ガセリ菌飲料

保温容器を煮沸消毒する。よく洗った鍋に水800㎖を入れ、5分ほど沸騰させる。粉ミルクと砂糖を、沸騰しているお湯800㎖に各大さじ5ずつ入れ、さらに5分沸点を維持。あらかじめ粉ミルクと砂糖を混ぜ合わせておくと粉ミルクを鍋に入れた時に固まらない。大きな鍋に水を張り（できれば氷水）、粉ミルクを沸騰させた小鍋を水に漬けて、45度まで急冷する。45度まで冷えたら雑菌が入り込む前に「ナチュレ恵」を大さじ5入れる。用意しておいた保温容器に移す。このとき、なるべく保温容器に付着しないようにする（酸素のある容器の口付近は雑菌が増えやすい）。できるだけ38～45度ぐらいで（ベストは42度）10時間キープする。次に冷蔵庫でキープする。できあがったら冷蔵庫に保管し、5日間は保存できる。

38～45度ぐらいで10時間キープするのが難しいのですが、冬は、加湿器の蒸気が出るところに袋をぶら下げて、その中に入れていました。水滴が付いて水浸しになることがあるので、加湿器の下に水が溜まってもいいように容器などを置いておきます。

夏は、冷蔵庫の裏に置いておきました。

味は、砂糖から乳酸が多く生成しているため、かなり酸っぱいです。

成功しているかどうかは、匂いとリトマス紙で酸度を測ると確実です。リトマス紙はホームセンターの園芸コーナーで売っています。

酸度ｐｈ４・８以下なら乳酸が作られている証拠です。雑菌は増えていないと判断できます。ｐｈ５・５以上と中性に近いと雑菌が増えていることがあります。

ガセリ菌飲料レシピで気を付けること

ガセリ菌飲料作りで失敗しないコツは、最初から完成までの温度を保つことです。温度が適正であれば乳酸菌の増殖が早まり、雑菌が繁殖する前に乳酸によって抑制できるからです。砂糖を原料に乳酸が多く生成されます。

特にヨーグルトを加える段階で温度が下がりすぎていると、ガセリ菌が乳酸を作り出すスピードが緩やかになるので、雑菌が増えやすくなります。

また、できるだけ容器内の酸素の量を少なくするため、材料を容器の口ぎりぎりまで入れましょう（縁から2センチ以下）。

乳酸菌は酸素がなくても繁殖できるのですが、雑菌は酸素がある状態で繁殖しやすいため、酸素に触れている飲料の表面に繁殖しやすいのです。

密閉できる容器を選ぶのもこうした理由からです。

どうしても失敗する場合は、ヨーグルトを加える段階で「リンゴ酢やレモン汁」などの酸っぱいものを入れてみてください。はじめからそのように有機酸を加えておくと雑菌が増えません。

また、でき上がった飲料を種菌にしてまた培養するという方法はあまりオススメできません。ただ、できあがったものを数回分の種菌として分けて冷凍しておくと次に飲料を作る時の種菌として使えます。

ただし2~3回までなら大丈夫ですが、次第に乳酸菌の密度が少なくなっていき、雑菌が増えていきます。

ガセリ菌飲料は1日3~5回に分けて飲むといいです。

試験ではガセリ菌摂取後、90日後でもガセリ菌の存在が腸内に認められたそうで、飲めば飲むほど密度が高まりそうな予感がします。

このガセリ菌飲料を2日飲み続けた後、オリゴ糖(ラクトース、ラフィノース、ラクチュロース、またはカイテキオリゴ)やファスティングジュースを飲むと大腸内で有機酸が安定して作られ、ダイエットに効果あり! となること間違いなしです。

便秘がひどい人がやってはいけない2つのこと

腸内環境を整えるために、いろんなことをしてきたのに、いつまで経っても便秘が改善できなかったのはなぜでしょうか？

それはあなたがどうすれば「便秘が解消できるか」を知らなかったからです。

「食生活を昔の日本のように、穀物や菜食主体にしなければ便秘は改善できない」という考え方が広く浸透しすぎたせいで、実際には逆に悪化しているケースが増えているように感じます。

●やってはいけない① 食物繊維が多い野菜や穀物を食べる

食物繊維は実は「大腸内で善玉菌が優勢となっている状態」で食べないと、硫化水素が発生してしまい、腸を弱めていきます。

●やってはいけない② ヨーグルトや乳酸菌サプリを食べる

確かにヨーグルトは「腸内フローラに好影響を与える」食べ物であることが、様々な研究と試験で立証されています。

それでもヨーグルトを食べても便秘が改善できない人がいるのは、悪玉菌が増えすぎた腸にヨーグルトが届いても、悪玉菌のエサになってしまうからです。

腸内フローラの改善に関わる成分は、ヨーグルトに含まれている「菌体（死菌も含める）」と乳酸菌、ビフィズス菌が生成した「生産物質」ですが、これらも悪玉菌が増えすぎた腸内では、悪玉菌のエサにすぎません。

ヨーグルトには、悪玉菌をやっつける有機酸のひとつ、「乳酸」も含まれていますが、残念ながら、この有機酸は腸に行くまでに消化され、ほとんど腸内には届きません。

もちろん、いくら善玉菌である乳酸菌やビフィズス菌を食べても、腸内にその善玉菌は届きません！

青汁、生野菜、玄米は便秘を悪化させます

青汁や繊維質の多い野菜、玄米を食べてオナラが出たり、お腹が張ってしまい苦しい思いをした経験はありませんか？

便秘になって悪玉菌が優勢になってしまった時点から〝野菜をたくさん食べる〟のは実は「時すでに遅し」なのです。

不溶性食物繊維をたくさん含んだ野菜や玄米、粉砕しただけの青汁は、細胞壁がセルロースやリグニンといった強固な組織に覆われ、消化しにくい食べ物です。未消化のままの食物繊維や養分が大腸に届くと、あっという間に悪玉菌を増殖させ、大腸がドブ川と同じ状態に！

ドブ川の底がなぜヘドロで腐敗するのかというと、人の生活排水の養分の濃度が高すぎるからなのです。

善玉菌は基本的に分解は得意ではありません。分子量が小さい養分があれば即、発酵して有益な物質を作ってくれますが、善玉菌が分解、利用できない養分が多量に川

に流れ込むと悪玉菌がそのすべてを奪い、いっきに増えてしまうんです。そしてこれとまったく同じことが大腸で起きてしまうのです。

私たちが普段食べる食べ物は富栄養価過ぎるので善玉菌が処理しきれない養分は必ず悪玉菌のエサになる、ということを覚えておいてくださいね。

食物繊維はあくまで便通がそれほど悪くない状態の人が食べると効果があるもの。重度の便秘の人が食べると余計に悪化してしまうのです。

もったいないから食べたいという人は、茹でたり、温野菜にすると悪玉菌を増やすことを軽減できるので工夫してみるといいと思います。

日本人は昔から腸内細菌のバランスを乱す野菜は〝発酵させる〟または〝漬け物〟にすることで腸内に悪影響を及ばさないようにしていました。

糖質抜きのダイエットは必ず太ります！

善玉菌のエサになる糖質を食べる量が少ないと悪玉菌が増えます。これは特に糖質制限ダイエットをする方にありがちです。

というのも「大腸まで届き、かつ善玉菌が有機酸を作り出すことができる炭水化物（糖類）」はそのほとんどが血糖値の急上昇を防ぎます。

さらに、糖質を摂取することによって善玉菌が有機酸を生成させると「体内がエネルギー過剰」とGPR43が判断し、エネルギーをどんどん消費するようになるため逆にやせていきます。

つまり、「大腸内の善玉菌を増やす食事」をしていけば、必然的にやせるということなのです。

しかも、大腸の代謝が活発になると、身体全体の代謝が増して、なおいっそう太りにくい体になっていきます。

カロリーやその計算という数値ばかりに捉《とら》われると、いつの間にか大事なことが見えにくくなってしまうのです。

また、脂肪分の多いものを食べていても悪玉菌が増えます。大腸内まで届いた脂肪分からエネルギーを取り出せるのは主に悪玉菌です。

とはいえ、やたら言われているほど、脂肪分は悪いものではないので、腸内が善玉菌優性の状態であれば、あまり気にする必要はありません。

ただし、動物性の脂肪分の摂りすぎによって二次胆汁酸が大腸に到達してしまい、悪玉菌に代謝されると発がん促進物質が生産される可能性があるので気をつけてくださいね！

あとがき

母親の胎内ではじめに形成されるヒトの器官はどれだと思いますか？脳や心臓もとても重要で、生きるためにはなくてはならない器官ですが、意外にも最初に形成されるのは「腸」という説があります。

この腸を拠点に神経ネットワークが形成され、あらゆる器官ができていくのでは？　と言われているのです。

腸はヒトの器官の中で最も養分を吸収します。まるでヒトの臓器は腸を中心に動いているかのようです。これは植物の成長にも似ています。

植物は土壌中に細菌が合成した「アミノ酸」があれば、それを原料として真っ先に「根」という吸収器官を葉より先に形成していきます。しかも植物の健全な生育には「葉」より「根」が優先して成長することが重要です。

さらに吸収効率を上げようと表面積を大きくするために根毛をグングン伸ばしていくとともに、根に取り付くように細菌が増殖していくのです。そして、根に取り付いた乳酸菌は「根から分泌された糖類」をエサに乳酸

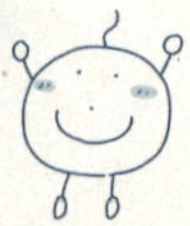

などを生成し、有害菌から根を守ったりミネラルを可溶化したりと、植物と細菌がお互いの成長を高めあえる関係になっていきます。

このような細菌と植物との関係と同じことが、人と腸内細菌との関係にも言えるのではないかと思うのです。

最近になってようやく「腸」やそこに棲む「腸内細菌」が紹介されるようになりましたが、そんなメディアの様子を見て「ちょっと大げさなんじゃないの?」と思う方がいるかもしれません。

しかし、農業の世界で「衰えるどころか若返り、延々と収穫できてしまうキュウリ」や「甘いだけじゃない。栄養価が1・5倍もある濃厚なトマトの多収」など、「植物と細菌とのすごい関係」を見てきた私は、「まだまだ細菌と腸はこんなものじゃないはず」と思っています。

植物は「根」を中心に、ヒトは「腸」を中心にして活動します。

そしてこれを強力にサポートしてくれるのが細菌なのです。

メディアで騒がれはじめたのは決して大げさではなく、当然のことなのかもしれません。

研究熱心な夫と共に考えてきたことをサイトに公開することで、腸の不調に悩む方の力になれたらという思いでやってきました。書籍化へと導いてくださった二見書房の千田麻利子さんには心から感謝いたします。また私たち夫婦を信じて支えてくれた家族、友人、サイト読者の皆様にこの場をおかりしてお礼を申し上げます。本当にありがとうございました。

参考文献

『腸内細菌学』光岡知足編（朝倉書店）
『腸内革命』藤田紘一郎著（海竜社）

成田りえ子(なりた りえこ)

1972年宮崎県宮崎市生まれ。甲南女子大学卒業。Jr.野菜ソムリエ新宿第1期生。シヴァ認定アーユルベーダ・ベーシックコース取得。関西でマスコミ関係の仕事を経て、2004年結婚を機に夫婦でブルーベリー栽培を始める。腸内細菌の生態と土壌微生物の生態が類似していることに着目して腸内について勉強し、自らの腸不調を克服。2011年よりサイト「すっきりNAVI」を運営。
http://sukkirinavi.com/

●本書に掲載されている内容を実践する際は、内容をよく読んで、ご自身の体調に照らし合わせ、注意したうえで行ってください。
●体調に不安がある方や妊娠中の方、アレルギーなどをお持ちの方は、医師に相談し、許可を得てから行ってください。
●本書の内容を実践中に体調に異常や不安を感じた場合は、速やかに中止し、医師に相談してください。

一番効果的《いちばんこうかてき》なオリゴ糖《とう》と食材《しょくざい》を使《つか》って1週間《しゅうかん》で変《か》わる
腸内《ちょうない》フローラ整《ととの》えレシピ

著者　成田《なりた》りえ子《こ》

発行所　株式会社 二見書房
東京都千代田区三崎町2-18-11
電話 03-3515-2311［営業］
03-3515-2313［編集］
振替 00170-4-2639

イラスト　すがわらくにゆき
デザイン　ヤマザキミヨコ（ソルト）
DTP　伊草亜希子（ソルト）

協力　株式会社北の達人コーポレーション
special thanks　成田大海

印刷　株式会社堀内印刷所
製本　株式会社村上製本所

落丁・乱丁本はお取り替えいたします。
定価は、カバーに表示してあります。

ISBN：978-4-576-16105-1 C0077
http://www.futami.co.jp/